U0212406

# 显微镜下

## 生命的奥秘与遐想

李铁军 / 摄影

彭志翔 / 撰文

人民卫生出版社

**图书在版编目（CIP）数据**

显微镜下生命的奥秘与遐想 / 李铁军摄影；彭志翔
撰文 . —北京：人民卫生出版社，2020
ISBN 978-7-117-29520-8

Ⅰ.①显… Ⅱ.①李…②彭… Ⅲ.①显微摄影 — 医
学摄影 — 摄影集②散文集 — 中国 — 当代 Ⅳ.①R445-64
②I267

中国版本图书馆 CIP 数据核字（2020）第 030671 号

| | | |
|---|---|---|
| **人卫智网** | **www.ipmph.com** | 医学教育、学术、考试、健康，<br>购书智慧智能综合服务平台 |
| **人卫官网** | **www.pmph.com** | 人卫官方资讯发布平台 |

显微镜下生命的奥秘与遐想

摄　　影：李铁军
撰　　文：彭志翔
出版发行：人民卫生出版社（中继线 010-59780011）
地　　址：北京市朝阳区潘家园南里 19 号
邮　　编：100021
E - mail：pmph @ pmph.com
购书热线：010-59787592　010-59787584　010-65264830
印　　刷：北京顶佳世纪印刷有限公司
经　　销：新华书店
开　　本：889 × 1194　1/32　印张：8.5
字　　数：236 千字
版　　次：2020 年 4 月第 1 版　2020 年 4 月第 1 版第 1 次印刷
标准书号：ISBN 978-7-117-29520-8
定　　价：79.00 元
打击盗版举报电话：010-59787491　E-mail：WQ @ pmph.com
质量问题联系电话：010-59787234　E-mail：zhiliang @ pmph.com

万物皆备于我。

——孟子

All things are in me.

—Mencius

# 自序·意外相遇

李铁军 北京大学口腔医学院 教授

　　与彭志翔教授的真正相识,是在一次教材编委会上,后来得知他是我武大口腔医学院的校友学弟,便有一种相知恨晚的感觉。会上匆匆一见,相互交换了微信,但接下来的交流便给了我许多意外的惊喜。先是读到他的一篇微信专题《米开朗基罗的壁画,与爱因斯坦的大脑》,从名画《创世纪》写到画中隐匿的人脑解剖图,从人类的人脑崇拜写到爱因斯坦大脑之谜,他的文笔和知识面着实了得,他细腻的笔触涉及艺术、医学、哲学、宗教等等,在中外古今的文明时空里天马行空、恣意纵横,文字读来余韵绕缭,有趣、有味、有品、有格。后来,又先后拜读他的两本散文集《追赶我的回声》和《画中那些不朽的灵魂》,其生活阅历、人生成长的随笔和对古典艺术鉴赏的深入浅出,更加感叹他不逊专业的艺术鉴赏力、飞扬的文采和一位医者难得的人文视野,我心里便开始酝酿一次与他合作的可能性。

　　作为病理医生,我与显微镜结缘已有三十多年,口腔病理的职业之路走来仆仆风尘,也可谓风生水起,小有收获。但我并不满足于各种技术规范框定的学术进路,视点与思绪常常跑野马,于是催生了我职业生活中的"外遇"——邂逅显微摄影,一次次尝试着以显微镜的独特视角去悉心探究生命微像的艺术呈现,未曾想左顾右盼生光辉,把本该用来"求真"的显微镜变成照相机的镜头去"寻美"时,影像中锁定的不再是病理征象,而是那些光影变幻中的生命微细结构的动感瞬间。近几年来，我的这些显微摄影作品在国内外多所大学举行过巡展，先后在摄影专业媒体杂志上发表系列作品，还在艺术界朋友的怂恿下参加了全国多种类型的摄影艺术展和实验艺术活动，2014年，我精选了96幅显微摄影作品集结出版了一本艺术画册《生命之美——显微摄影写意集》，得到不少来自艺术圈内的鲜花与掌声，因为对他们而言，我的这些取材于医学情境的作品是一份跨界的视觉"暴动"，别具一格的创作。然而，在一片热议和赞誉的喧闹之余，我也渐渐地陷入一种思考和困顿。这些形式感很强、颇具视觉冲击力的显微影像，到底要向圈内、圈外的观者传递什么？这些曼妙优美的画面背后有着什么样的动人故事？我作为一位医务工作者，除了呈现以个人兴趣为特征的艺术表达之外，还能为我们的同行和业外人士带来怎样的职业价值思考和新的观看可能？

与志翔教授的相识、相知真可谓是恰逢其时，如果能顺着既跨界、又融合的思路，与他合作完成一部图文并茂、一图一故事的医学人文书籍，图像与文字各美其美、文理兼备，这样就很可能从我上述的几种表达瓶颈中突围，让这些来自于生命的美丽画面述说更多的天地轮回和人世沧桑，承载更多的科学之真和艺术之美，跨越更多的学科羁绊和职业藩篱。

不想我与志翔教授一拍即合，他欣然接受了我的邀约。

接下来，我们便开始了本书中将呈现的那种特殊的对话与碰撞。北京与广州之间，图像与文字之间，每每传递给他一组显微影像，他便很快传回逐图写下的观感，这种隔空的图文碰撞交流，常常给彼此带来意想不到的惊喜和启发，然后又开始下一轮……这样一来一往，在短短不到半年的时间我们就完成了100篇图文相影相随的显微摄影散文集，摄影作品和撰写文字既相互关联，又有彼此自由表达的维度和语境，文字并非影像的注解，图片也不是文字的插图，显微摄影拍自人体组织切片，给人以视觉观赏和想象空间，文字叙述好像是在图中散步，科学与艺术，微观与宏观，史说与人物，自由奔放，令人遐想，的确有一加一大于二的效果。我想这一定源自两位作者的相互欣赏和心有灵犀。

值得特别说明的是，我在提供这些摄影作品时，故意隐去了我自己为她们所题起的作品名，希望志翔教授可以不受干扰，完全按自己的观感自由表达。当最后将这些图文完整地组合在一起时，我们意外地发现，大部分影像作品的原题与配写的诗文并无雷同相匹，但却遥相呼应、和而不同。在具象与抽象、写实与写意之间，反映了两位作者在图与文的创作中各自不同的观看视角和心灵感悟,我想这也正是我们希望展示的那种交叉碰撞,那种意外碰撞之后所产生的新的可能性。

我的朋友,北京大学医学人文学院的王一方教授曾说过,医者与艺术的对话,可以互相汲取生命的感悟、培育生命的灵感与技术的创造力。我与志翔教授合作的这本别开生面的图文集,不仅是一次跨越科学与文化艺术之间的自由翱翔,还希冀以这种特殊的方式拓展社会和公众对医生群体认知和对生命观感与疾苦体验的多样性,培养医学生对职业内涵的宏阔理解,在学习医学专业理论和诊疗技能的同时,塑造关照人性、敬畏生命的职业价值观。医者不仅需要仁爱之心,还需要艺术之眼,好医生是能够给患者以医学与人文双重关爱的仁者,期待我们在寻找科学之真与艺术之美的路上,尽情书写医者人格的高贵与职业的尊严。

2019 年 6 月于北京

# 自序·无穷之境

彭志翔 中山大学光华口腔医学院 教授

一

小时候,喜欢一个人躺在阁楼的床上,静静盯着裱糊墙面的报纸看,当时还识不了几个字的我,是被旧报纸上那些变幻无穷的水渍印痕迷住了。

那其实是符号化的密码,类似于我们祖先刚开始创造象形文字时,将山川草木、日月星辰等一切统统抽象成符号,用来代表世间万物。但是童年的我,所见到这些密码一样的符号,却是冥冥之手随意涂抹而成的,这世上并没有一个译码本能将它们解读出来。所以我就只好按照自己的想象,将糊墙报纸上的水渍印痕,比附成我那个狭小天地之外的遥远场景,比如,沙漠驼队,深海鱼群,荒山魅影,落日孤城,当然,更多的还是奇妙到难以描述的景象。

就这样,在那个光线昏暗的阁楼上,我完成了造物的工作,独自创造出一个世界。当然,在一番自我陶醉之后,我终于还是保持了秘而不宣。因为之前我试过,想跟大人分享一个孩童想象力的创造之境,结果却有点惨。相信很多人在小时候,都经历过和我一样的惊奇与挫折。当然不一定是糊墙纸的水渍痕,像树影啊,云朵啊,都可能是引起喜悦和挨骂的原因。

我以为，这辈子都不会再和别人谈自己意外烧脑时的心得了，直到半个世纪后，有一天遇见学长李铁军教授。

那是在上海的一个教材定稿会，早餐闲聊时，身为口腔病理学界大咖的铁军教授，随手向我展示了他在显微镜下观察各种组织标本时拍下的众多照片。我一见之下，几乎大惊失色，因为那些瑰丽非凡、却又极其另类的摄影作品，瞬间就激活了我的童年记忆。

宋人陆九渊言：六经注我，我注六经。想一想确实如此，世界，连同那些伟大的人类经典，共同塑造了我们的精神人格，这类于六经注我；而我们在放声歌咏世界之时，每个人唱出的却是各自心中的那个世界，这就类于我注六经了。因为，每一个体所经历的，都是不一样的世界。我看青山，青山看我。所以我们与天地万物之间的相互凝视，就具有了双向意义。

于是，在很多个夜阑人静之际，我打开电脑，铁军教授寄来的那些非凡的显微摄影画面，如同一个个通向众多平行宇宙的登机口，我悄悄走进去，出发，遨游，返回，然后写下了自己的旅行观感。

爱因斯坦有言:想象力比知识更重要,因为知识是有限的,而想象力概括着世界上的一切。希望打开这本书的你,也从每一幅微观生命景象中,读出你个人化的体验,就像童年的你,曾经骑在那只名叫想象力的大鸟之翼上,一次次飞过天边的彩虹之旅。

## 二

车过秦岭,遥见摩崖巨石,上面布满一条条石英纹,纵横交错,如线条古拙的宋人山水画。我似曾相识,于是赶紧从旅行包中摸出一块在汉水源头河滩上捡来的鹅卵石,我发现它上面的细小花纹,简直与悬崖上的巨幅花纹相似到神奇的地步。

一粒微尘,也许就包含了关于宇宙万物的知识。就像量子物理学家玻姆所说的那样,宇宙的任一部分都包含着整体的全部信息。这就是有名的全息理论假说,借用诗人布莱克的诗就是:透过一粒沙看世界。

铁军教授的人体组织显微摄影作品,纯粹从艺术的维度观之,似乎就具有全息的特征。其中,日月星辰,山岳海洋,万类竞生,弦歌诗舞,似乎每个生命之中都暗含了整个世界的影子与喧嚣。这让我想起了达·芬奇,这位艺术与科学全才,曾经声称他研究人体解剖的目的,就是希望发现人体即是大宇宙中的一个小宇宙,其运行规则与大宇宙相同。这位天才的科学设想或许被他的时代所限,但他的艺术杰作,却彻照了从过往到未来的所有岁月。

人类对于宇宙万物的探索与认知之中，科学解释永远只是其中的一部分。在科学止步的边缘，艺术悄然现身了。正所谓，行到水穷处，坐看云起时。这也是为什么那些人文艺术修养良好的科学家，在临近巅峰时刻，或面对茫然之境时，需要用音乐、艺术或诗歌来作自我表达。例如，原子弹之父奥本海默在看到人类第一颗核弹爆炸时，震惊之余脱口而出的忏悔之言，来自印度史诗《薄伽梵歌》：我正变成死神，世界的毁灭者。奥本海默的故事告诉我们，抚慰人性的那只温柔之手，常常是来自缪斯女神。

因此，当你看到铁军教授以科学之手拍摄的、来自生命的微观景象，用了艺术之眼观之，竟然发现其中有天地万物的隐喻时，你一定会对生命产生敬畏之心。如果你是一位投身医学的人，那么你可能又获得了一程进境。因为这些非凡的作品告诉你我，人们托付于我们的生命，是如此神圣，值得你我去倾一生守护。

柏拉图在他著名的洞穴之喻中，将人们比拟成一群世代居住在某个洞穴里的居民。其实，我们都住在一个叫地球的时空洞穴里，四周是茫茫无边的宇宙。人类需要借助彼此的安慰，去度过漫漫岁月。何以安慰？这本书向你展示的视觉景象与文字，大约就是铁军教授和我为此做出的一点努力。

2019 年 6 月于广州

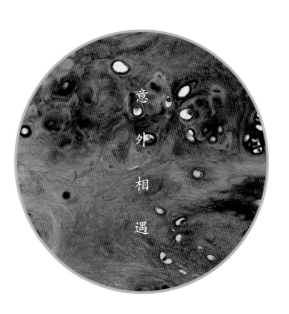

意
外
相
遇

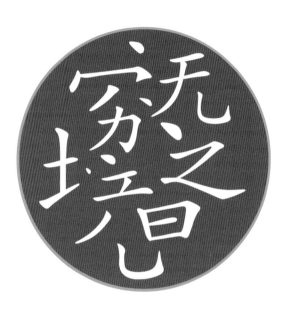

# 目录

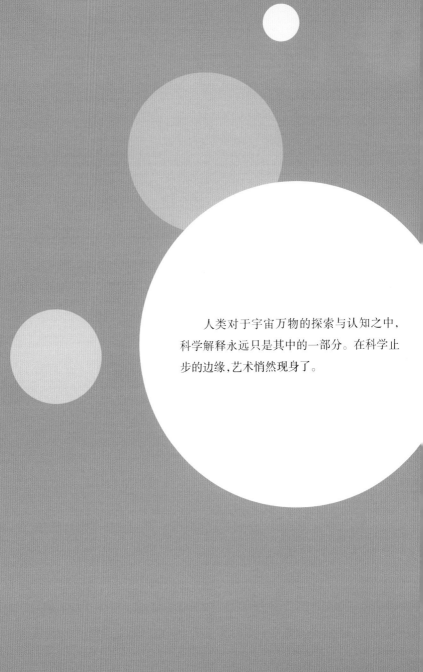

人类对于宇宙万物的探索与认知之中，科学解释永远只是其中的一部分。在科学止步的边缘，艺术悄然现身了。

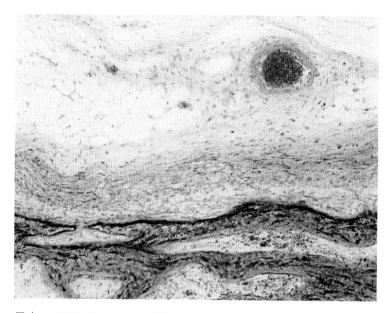

**日出** 骨髓组织切片,×200,明视野,2012

下方横向排列的是骨小梁,上方疏松的骨髓组织中有一
血管,形似太阳

上帝说:要有光,于是就有了光。

而你在光学显微镜之下,发现了一个关于光的隐喻。

没有比这更奇妙的隐喻了:一轮喷薄而出的太阳,竟然是一根血管的横断面,那向你奔涌而来的红色,不是太阳光子,而是一粒粒的红细胞。用了象征生命的血,来隐喻给予一切生命的太阳。是不是很神奇?看来,古人用血祭来表达太阳崇拜,野蛮之中竟然暗含了对生命之源的朴素认知。

看见那些在起伏如山峦的骨组织间,洒落一地的红细胞吗?残阳如血,层林尽染,我们人类的内在生命景观,与大自然景色何其相似。

在我们这个蓝色星球上,几乎所有生命的初乳,都来自那颗叫太阳的遥远恒星。阳光的流瀑,驱动了地球植物中,叫做叶绿素的一架古老水车,水分子被光解了,在不断传递电子流的过程中,光能转化为电能,最终转变为稳定的化学能,同时也产生了氧气。我们就是靠摄入碳水化合物中的化学能,吸入空气中的氧气维持生命的。

所以,太阳,你这地球生命的供能者,为了向你感恩,每一个生命都在身体内秘密刻下了赞美你的图腾。

这一幅摄影,在打开我们内在身体的同时,揭示了关于这个图腾的秘密。

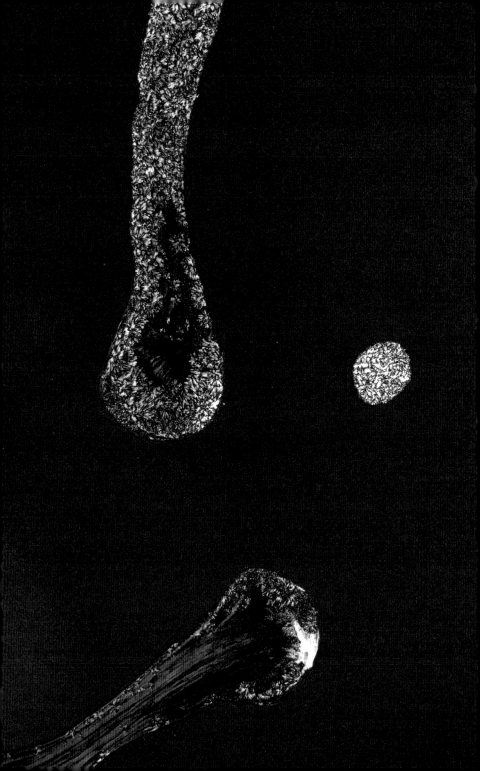

**相遇**　未脱钙骨组织磨片,×100,偏振光,2013

松质骨中的散在骨小梁

　　列夫·托尔斯泰在田野中散步时,发现路边一朵牛蒡花,它在被百般摧残后,却仍然顽强挺立着。托翁于是为这朵花写下一篇散文,它让我们相信:世间总有一种美好的东西,是任何力量都无法摧毁的。

　　这幅极具抽象性质的摄影作品,让我蓦然心动,如闻暮鼓晨钟,恍见青灯古佛。在我眼中,这是关于一滴眼泪和两个木鱼槌的意象,它让我想起一个深埋在古代庙宇中的爱情故事,于是就诞生了这首题名叫"三生约"的小诗。它想对你说的是:爱,是这世上最顽强的意念,它可以超越生命的轮回,伴着一声声木鱼敲击,去响彻岁月与天涯。

《三生约》

僧敲月下门
月亮,被敲碎了一地
蠕动着

他还在敲,以山门为泛黄的纸笺
敲出他一生最后的句号
门后面,是他的转世来生

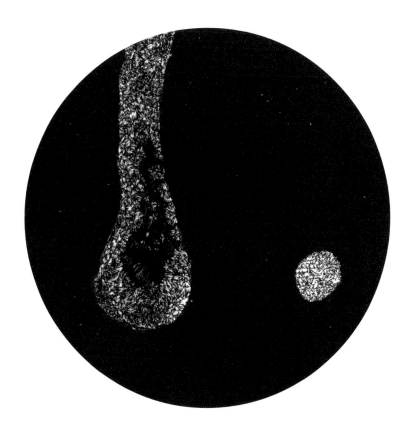

池边宿鸟
从梦中惊醒,紧张地忆起
命运脚本的台词:
就在今夜,投胎转世

和即将圆寂的他一起
两缕魂魄远遁,到一个无月之夜的村落里
然后,降生,长大,相偎
过完又一生

当然,投胎需要好运气
此生也就罢了,你是僧人我是鸟
纵使晨昏相望,也只是践了前世松手一刹那时,许下的诺言:
生生相守,不再分离

那么,我先去了

一声水响,敲门声止
池中月摇首之后,冷漠依旧。

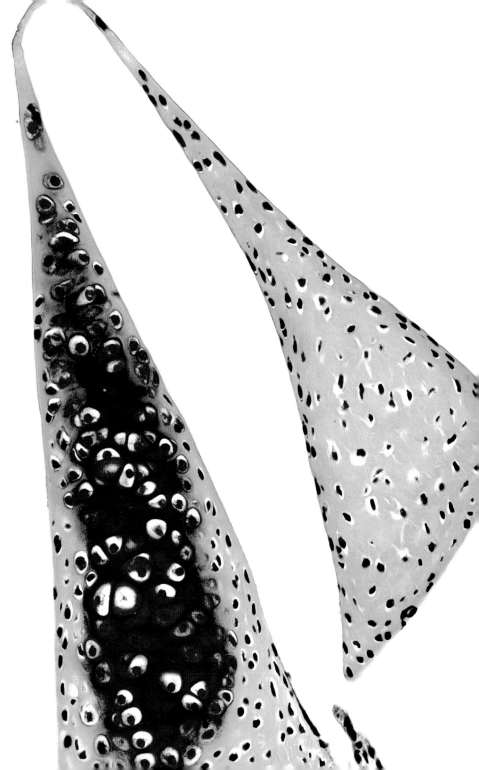

## 003

荷影 关节软骨组织切片, × 40, 明视野, 2012

颞下颌关节盘的一个局部

　　一个惊艳到在荒诞的梦境中才能出现的景象: 一串像石榴籽, 又像血红眼球的东西, 从绿色的母体上骨嘟嘟生长了出来, 孕育它们的绿色母体, 在纤细的延伸处折弯, 然后形成一个膨大的三角形。这绝对是关于万物生长的一个隐喻, 却怪诞到与任何已知生命都没有相似之处, 它挑战了你所学到的物理学、生物学常识。

　　这让我想起萨尔瓦多·达利, 那个最著名的超现实主义艺术家。在他那些梦境般的画作中, 以一种稀奇古怪、有违常理的方式, 将普通物像扭曲或者变形, 形成谜一般的荒诞意象, 却吸引住了所有在博物馆遇见达利作品的人, 也包括我。

　　所以, 这是一幅有着达利精神的作品。

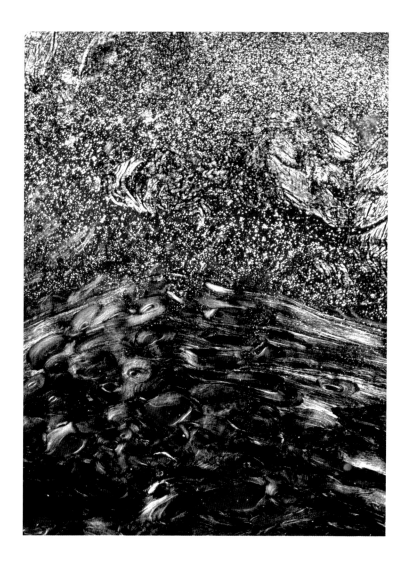

## 004

**雪夜** 脱钙骨组织与肌肉组织切片，×40，偏振光，2013

下半部分为致密的密质骨成分，上面为附着的横纹肌组织，封片胶中的杂质或气泡在偏振光下呈现出漫天大雪的影像

每个漫长的人生中，一定都会出现某个至冷至暗的时刻，就像这幅作品无意中展现的意境一样，风雪漫天，夜路崎岖。如果有这么个人，头戴毡笠，肩上花枪挑一只酒葫芦，咯吱踩着一地的乱琼碎玉，迎了朔风艰难而行，走进这幅画面，你一定认得出他：风雪山神庙前的林教头，豹子头林冲。

《水浒传》中林冲的故事，大家都很熟悉了。一个拿体制内俸禄的下级军官，本分老实，畏惧权贵，却无辜被人构陷成为囚徒，在流放地看草场为生。他以为，这就是他人生的最低谷了，准备就此苟活一生。然而恶人们还是追来了，为了实现一个高富帅占有人妻的美好梦想，他们要送这个老实人直接进地狱。

人生最黑暗的时刻，往往就是一个人大彻大悟的时刻。一向忍气吞声的林冲，突然就变成了解剖学高手，他做出了他那个时代与社会环境中，风雪山神庙那场冲突困境的唯一正解。于是，庙里的山神爷就得到了一大笔意外的供品：三颗人头。

我想，如果权势者稍微有一点恻隐之心，那场暴风雪后，模范犯人林冲会离开暂时栖身的山神庙，默默修好自己被雪压垮的草屋，然后当

个终老此生的草料场看守。然而权力作恶者偏偏想再踏上一只脚,碾死这个卑微如虫蚁的生命个体。结果却是,梁山的反叛者军团中,从此多了一个斩阵杀将的绝顶高手,让大宋君臣夜夜惊心。

请原谅我这个无厘头的联想,将一幅神似风雪夜的显微摄影妙图,加进了水泊梁山的暴力美学元素。好吧,并没有哪个头戴毡笠、肩挑葫芦的人现身。此刻你只听到大雪纷飞的夜空中,传来一曲悠扬古琴声,那是晋人嵇康,深夜在寄住的一座朋友空宅内独自抚琴。八个前朝冤魂闻声隐现于白茫茫的庭院中,它们各怀未了的愿望,卷起一个个冷风嗖嗖的漩涡,朝屋内那一点明亮的孤灯,飘然序贯而往。传说中,嵇康在听了这八个惨死于前朝暴虐君王的冤魂诉说后,将那个晚上的经历谱成了一首古琴曲:孤馆遇神。

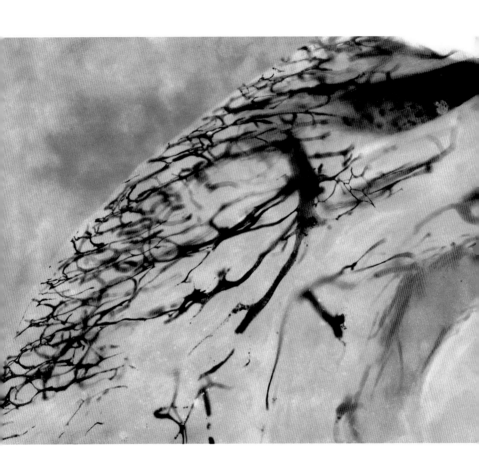

## 005

春绿 灌墨血管组织切片,×40,明视野,2012

活体舌部血管灌注,取材切厚片观察血管分布,弱光长
时间曝光后出现这种温柔如玉的质感

不朽的作品,往往有着开放性的特征,可以让一代代后来者,将新的情感与想象、才华与创造加诸其上。这很像珍珠的形成过程,一层一层的珍珠质被分泌、包裹到珍珠核上,遂照耀所有的岁月。

梁祝故事,即类此喻。从东晋开始流传,到王文娟与徐玉兰的经典越剧问世,到何占豪与陈钢的小提琴名曲诞生,到陈先发写出名诗《前世》。现在,李铁军教授的这一幅显微摄影作品,又为梁祝化蝶的凄美传说献上了新的华章,它是我见过的,梁祝故事最写意的抽象艺术作品。那是意向中浮现的一片蝶翼,包含了生命的脆弱与无力感,人类自我疗伤的美丽谎言,灵魂试图挣脱躯体的幻想,人性战胜死亡后的升华。

以下是陈先发的诗:前世。这首诗,被我看成是梁祝化蝶题材的一个封笔之作。


要逃,就干脆逃到蝴蝶的体内去
不必再咬着牙,打翻父母的阴谋和药汁
不必等到血都吐尽了。
要为敌,就干脆与整个人类为敌。
他哗地一下就脱掉了蘸墨的青袍
脱掉了一层皮
脱掉了内心朝飞暮倦的长亭短亭。
脱掉了云和水
这情节确实令人震悚:他如此轻易地
又脱掉了自己的骨头!
我无限眷恋的最后一幕是:他们纵身一跃

在枝头等了亿年的蝴蝶浑身一颤
暗叫道：来了！
这一夜明月低于屋檐
碧溪潮生两岸
只有一句尚未忘记
她忍住百感交集的泪水
把左翅朝下压了压，往前一伸
说：梁兄，请了
请了——

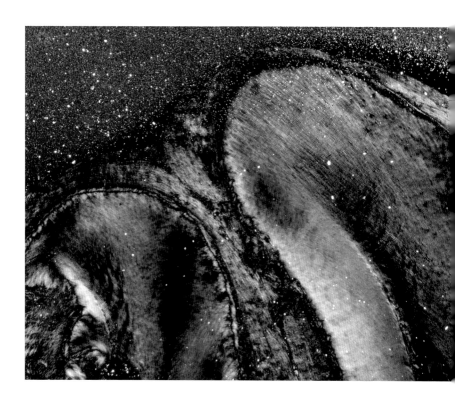

## 006

**暮色深处** 牙齿根尖部组织切片，×40，偏振光，2013

　　　　封片胶中的杂质或气泡在偏振光下呈现繁星满天的影像

这一幅图,对当牙医的我而言非同小可,在我眼里,它几乎就是一个安身立命的事物:牙的根尖孔。多年来我每天的口腔临床工作,都是在与它打交道,清理掉发炎坏死的牙髓,再用一种树胶封堵住最狭窄的峡部,以阻止微生物像古代的匈奴骑兵,冲过峡谷山口,进入一片广袤的农耕平原,那会引起我们身体中更可怕的喧嚣。

看到这个显微放大的牙根尖解剖结构,各人会联想到它的不同喻体。

也许,对于每个醉心于事业的美丽女牙医,这个镜下根尖孔景色,暗喻了她生命中的风陵渡。在风雪之夜的千年渡口,少女郭襄,第一次听到了那个名叫杨过的男神的传奇,从此开始了一场终生不渝的心灵追慕。而少女口腔医学生与根尖孔之间的课堂相遇与情系一生,让未来牙疼的人们从此有福了。

当然,这如同城堡一样外表高耸、内部迂曲隐秘的所在,还让人想到卡夫卡笔下那个孤独的人,他穿过漫天飞雪的道路,半夜抵达城堡门前,却百计不得而入。这无关梦想,无关悲喜,却更像是人类命运的本质中,所包含的荒诞。

我却希望,这个与我日日相叩问的根尖孔,是我生命中的函谷关,自己就是那个守关的关令尹喜,每天翘首向东,等待一个骑着青牛的老者出现。也许,这个叫老子的人永远不会再来了,但守望于此,或许是我今生的宿命。

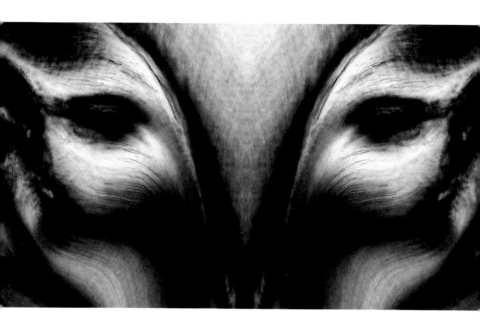

## 007

狐仙 牙齿磨片——根部牙本质局部镜像,×100,偏振光,2014

牙根部的不规则牙本质,其中的牙本质小管呈现兽面的
生动肌理

与朋友在挪威北方的山间公路上驱车疾行,忽然前方的几辆汽车都在迅速减速。正诧异间,蓦地发现:一只狐狸正站立在右侧路边,一身金红色的绒毛,颈项与前胸雪白,长尾蓬松,眼睛明亮柔和,饶有兴趣地打量着寥寥无几的过往车辆,这野性的精灵,在北欧秋天纯灿的阳光下美丽惊人。

我们的车从其身旁近在咫尺处缓缓驶过,隔着车窗,人与狐静静对望着,它一脸笑眯眯的,这确实是一个奇妙的时刻。

当我们就近停车,希望再次走近给它留影时,这只狐狸却不慌不忙地钻过公路护栏,消失在挪威的森林,我们只得到一张远远的照片。看来,它虽然对人类有好奇心,却不喜欢人类过分的亲近,毕竟,我们又不是它的异性同类。

这一刻回味无穷,人与这个星球上的其他生灵在荒野上的邂逅,不再是食物链环上的生死相遇,当人类成为野生动物的朋友之日,也就是自己真正成为万物之灵之时。

我以为,自己再也见不到那么漂亮的一只狐狸了,直到铁军教授用一双艺术猎人的慧眼,在显微镜下捕捉到了这只,它比我朋友远远拍照下来的那只挪威狐狸,可要清晰多了。

你瞧,我们的生命世界是不是太过神奇了?

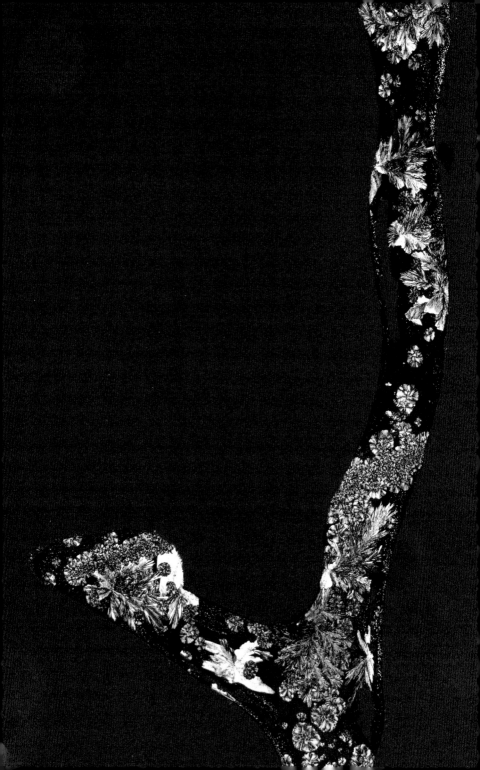

**寒枝** 未脱钙骨组织磨片，×100，偏振光，2013

松质骨中的骨小梁

这幅作品，其实源于一个美丽的错误。

一个学生，在制作骨组织磨片时，不小心将酸性液体浸染到磨片上。教授在显微镜下观察这张磨片时，却发现了它惊人的美：像极了一枝孤零零的木化石，在表面生长出纷繁如花的矿物晶体。原来，酸液溶解了骨组织中的矿物质，这些原来被骨胶原网紧紧束缚的矿物分子们，被酸作用释放出来以后，在自由流淌的过程中，竟然随意长成了各种形态的美丽结晶。

不知道为什么，我想到了陶渊明笔下的那一群避秦人，他们扶老携幼出逃到一个叫桃花源的地方，结成了远近错落的村舍。那里芳草鲜美，落花缤纷，阡陌纵横，鸡犬相闻。他们男耕女织，怡然自乐，不知有汉，无论魏晋。

康德认为，美是一种中介物，它是自然的东西与自由的东西的中介。

因此，我们可以说，美的表现，是参差多态；美的本质其实是，自由。

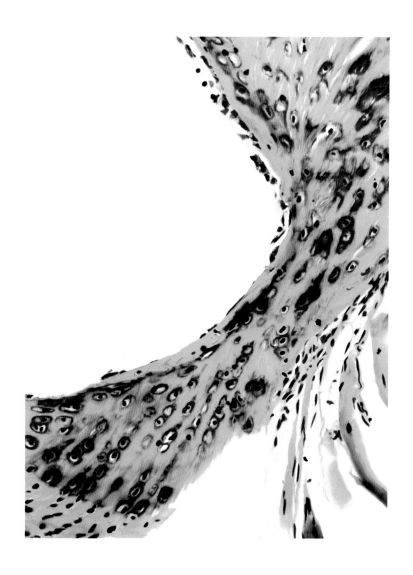

**转身** 关节软骨组织切片,×200,明视野,2012

颞下颌关节盘的一个局部,切片过程中出现的组织裂隙增添了影像的动感

铁军兄将这幅作品命名为:转身,我以为这是最绝妙的一个命名。这分明是一袭华裳,转身如风的哪个背影,有些眼熟。对,就是《红楼梦》第五十回中出现的那一景:宝琴立雪。那位一袭野鸭羽毛斗篷裹身的妙人,婷婷俏立于皑皑白雪之中,把个宝玉哥哥看得目瞪口呆,如在梦里。

记不清在哪里读过这样一个故事,一个书生去看望他的高僧朋友,却在打坐的禅房密室墙壁上看见了一幅壁画,画的竟然是西厢记里,崔莺莺的袅袅背影。书生觉得奇怪,就问高僧,老和尚沉默半晌,缓缓说道:最是心中放不下,那人转身离去的一刹那。

这是我读到过的,佛门古刹中诞生的最动人故事之一。

经历过繁华绮丽人生的人,往往可以修炼出不凡的智慧。我那位活到近百岁的奶奶,从来气度雍容,意定神闲,看什么都是云淡风轻的,真是让我们这些晚辈羡慕。

也是啊,繁华梦醒,明月在天。那一袭曾经华美的凫靥轻裳,被取来当一柄拂尘,去时时勤拂拭,让你的斗室蜗居一尘不染,不也挺好的吗?

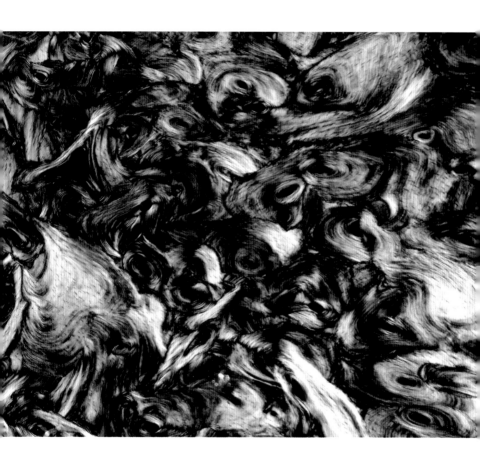

## 010

轮回 脱钙骨组织切片, ×40, 偏振光, 2013

密质骨内漩涡式的同心圆结构称为哈弗斯系统, 其中有
血管通过, 为周围组织提供营养

多年以前,我坐船过三峡。站在甲板上抬头仰望,峡谷的峭壁高不见顶。一个转弯后,我的眼前突现一面巨大的裸岩。它是一个断层,上面的地质景观,可以用惊心动魄来形容。一层层堆积的岩石,被地壳运动的力量扭曲成各种卷涡,相对于你的生命,时间尺度在这里被放大到近乎无限。然而,你眼中这一团团静止的岩石卷涡,在神的眼中,却一定正剧烈翻滚如这滔滔江水。岩石卷涡,与峡江的湍急漩涡,它们的动与静,仅仅是时间维度的长短不同而已。时空的相对性,在大自然的这一幅天然壁画中尽现。

这个曾经震撼过我的经历,让我写出了一首小诗:时间。


山
用山的眼光
彼此打量着
在如萤火明灭的
日月穿梭中

它们飞快改变颜色
从澄绿到金红,到黑,到白,
白色消融
又变回绿
像不期而遇,汹汹决斗的
一群变色龙

它们时起时伏
时而咆哮相击,时而跃开

全然无暇注意到
它们脚下
那些
脱氧核糖核酸的渺小赋形们
匆匆来去
生死无息

流水的刀锋，白光一闪
就见山
断裂的肌肤
筋肉纹理分明
弯曲如卷涡，仍在缓动
船帆和云，在上面一掠而过

这一幕
如兔起鹘落
发生得实在太快
以至于
星辰们在眨眼时
错过了观看

它们只看到
一场车祸的发生：
那块叫印度次大陆的板块
俯身撞上了叫欧亚的板块
的柔软下腹部
在后者的尖叫中
将它高高顶起，直入云霄
变成湛蓝星球上的
白色第三极

一个头发蓬松的大脑袋
趴在一个小小的虫洞口
眯眼窥视着那一头的
婴儿宇宙

然后就有
一个坐在轮椅上的残疾者
在夜深人静的岛屿上等待,那一声敲门后
将要出现的
未来世界访客

然后就是
然后


诗中致敬的两位物理学大师,爱因斯坦,和近年去世的霍金,终于可以在另一个世界里共同畅谈时空相对论了。

多年以后,我又被相似的一幅画面震撼了,这就是此刻呈现在你眼前的,一张人类的颅骨切片。其中,致密骨皮质呈现出一团团狂乱的卷涡,为一个曾经的生命个体抵抗着所有的外力,也被这外力重塑着。它与我曾见过的三峡巨岩断层、急流漩涡,相互印证,构成了塑造我精神世界的张力。

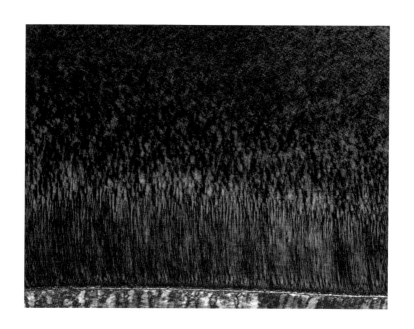

## 011

**月光下**  未脱钙牙齿磨片——釉质牙本质交界处,×40,偏振光,2013

下方为牙釉质,上方竖行排列的为牙本质小管,它们中间的水平分界即为著名的釉质牙本质界

唐代高僧青原惟信,讲过参禅三境界:初参禅,看山是山,看水是水;禅有悟,看山不是山,看水不是水;彻悟禅,看山仍是山,看水仍是水。

我见这幅显微摄影作品,酷似月光下的山林水影,恨不能穿越千年,一径来到惟信禅师座前,一揖而问:若于山水之外,又见山水,却是如何?

如此神韵的山林,似亲眼见过两处,一为挪威北方,高山峭壁上的冷杉林,另一为日本山毛榉林,如东山魁夷风景画中的那样,皆为满山翠色,密密层层,万木挺立,略无缝隙。生命在一丝不扰中尽力向上、向上。那种齐刷刷的笔直,来自两个天文级的校准因素:阳光与地球引力。

生命体中的万物生长,自有其精确的生物学诱导机制。如这张磨片中,酷似森林的牙本质小管及柱状矿化晶体。然而小小牙体硬组织,何以精巧如斯?

万物原有灵,坐行皆禅意,花中藏世界,叶里现菩提。

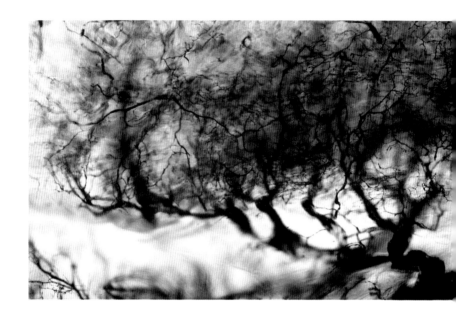

## 012

**溪畔秋树** 灌墨血管组织切片，×40，明视野＋偏振光，2014

灌注血管的厚片[20微米]观察，由于厚片在显微镜下只
能在一个层面聚焦，便营造出虚实浓淡的水墨氛围

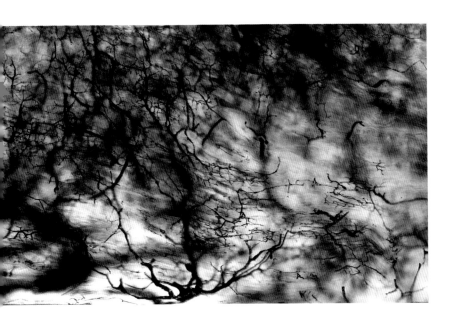

黄昏,溪水边。

透过一棵树的枝丫,去凝视深涧里的湍急水流,会让你产生错觉,觉得时间在微微颤动中,停止在这一刻了。然而流水终究会带走最后的天光,夜色也从黑黑的枝丫上悄悄振翅起飞,去笼罩一切,召唤未知之物在暗夜中苏醒,或者复活。

这一张显微镜下的灌墨血管切片,提醒了在显微镜下观看到它的人:白昼已尽,该回家了。于是,灯光熄灭,人去楼空,树影与流水,也隐没在黑暗之中。

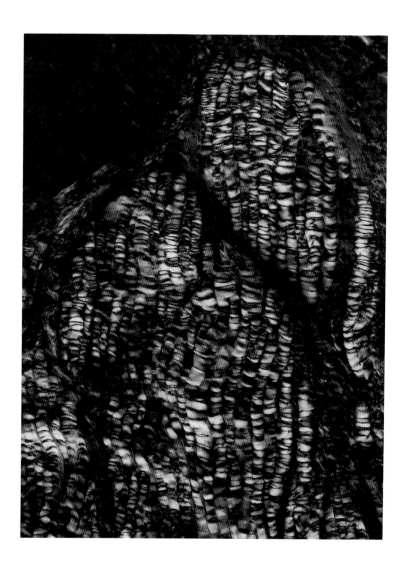

## 013

丰谷 横纹肌组织切片,×200,偏振光,2013

横纹肌束,偏振光下可呈现肌纤维中的横纹肌理

在我眼里,这个美丽图景是一座充满未来风格的建筑物,它在遥远的某个夜晚,熠熠生辉地向你发出带有体温的诱惑。

建筑的审美与功能追求,让建筑师越来越从生物学获取到灵感启发,于是,流动感、克服重力后的上升感、倾斜、非对称、非线性的建筑风格,就构成了所谓的未来感。你看照片中这个微观的自然生物结构,是不是完美体现了上述所有特点?

最具未来感的现代建筑师之一,伊拉克裔的扎哈女士,设计出了众多随形流动风格的建筑,她的名作之一,广州大剧院,如同水流推送到河岸边的两块砾石,那法乎自然的浪漫品位,令我每次见到,都禁不住叹其美好。前几年我去美国迈阿密,惊见海湾边一座正在施工的建筑物上,悬挂出巨幅的扎哈肖像,方知这位杰出的女建筑师,刚刚在这座城市去世了,这栋海滨建筑,就是她的一个遗作。

在未来,建筑学与生物学必将完美地结合在一起,一门叫生物建筑学的工程艺术将要诞生。谨以此文字,向仿生设计建筑名家扎哈女士致敬。

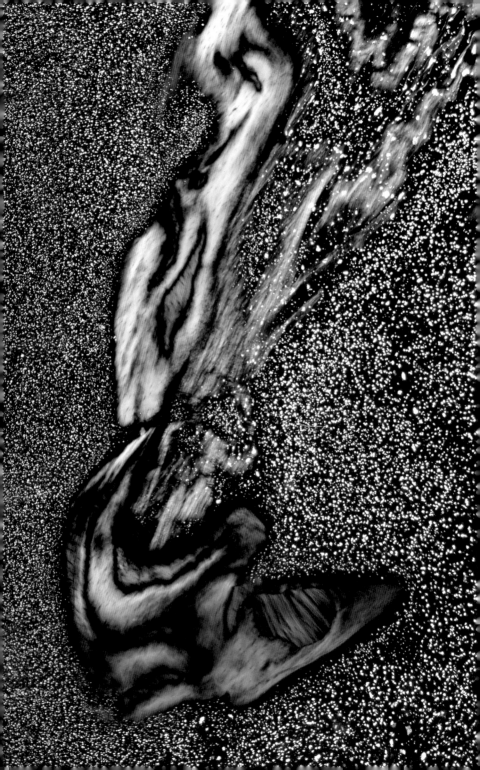

## 014

极光 脱钙骨组织切片，×100，偏振光，2013

骨小梁组织包埋在封片胶之中

我是在人烟稀少的挪威北方旅行时，第一次见到北极光的。

那天夜晚，我和朋友们驱车离开一个港口渔镇，沿海滨公路返回宿营旅店。车窗外，一天星斗，璀璨夺目。

当我不经意间向窗外后方的星空投去一瞥时，突然发现一束幽幽亮带横贯天空——

北极光!

我失声大叫。

车停旷野，一众急急下车，仰视夜空，如痴如醉。

仿佛来自幽深夜空的某一点，北极光向我们站立的大地，款款投下参差分布的一束束淡绿光流，这些锥形光束，恰好将我们笼罩其中。

来自天穹的神秘光瀑，无声地泻向我们头顶，让我战栗。我与北极光的初次遭遇，更像是灵魂的受洗。

光的流瀑，以舒缓的旋律变幻，射束变成了游动的曲面，好似一群你看不见的舞者，在挥动看得见的绿色轻纱，那浅碧色中，又隐隐夹着天鹅绒的猩红。而北极星，正好悬在这轻纱的后面，不易察觉地颤动着。

旷野依然宁静如梦，大地风景线上散落的几点村落灯火，提醒着你仍身在人世，只是你不能相信这人间烟火，怎么可能衬上了一幅形而上的夜空背景。

斯宾诺莎说：一切存在的东西，都在神之内。他说的神，是万物之中的自然神性。

于我，北极光就是自然神性的垂示，尽管，我不相信任何有形的神祇，然而万物有灵的泛神论观点，却一直令我思索不已。就在今夜，这旷野星空下，神奇的北极光，对我印证了斯宾诺莎所言自然神性的存在。尽管，现代科学已经给出了关于北极光的所有知识。但人类对于宇宙万物的认知之中，科学解释永远只能是其中的一部分。

比如，芬兰的原住民认为，北极光是火狐狸精灵在天空的舞蹈，如果我们能敞开心胸去分享，而不是嘲笑拉普人对大自然的认知，我们同样也可以欣赏，显微镜下出现的这一奇异景色。它是在骨组织切片上偶然发现的，神似在一片星空中翩然起舞的北极光。

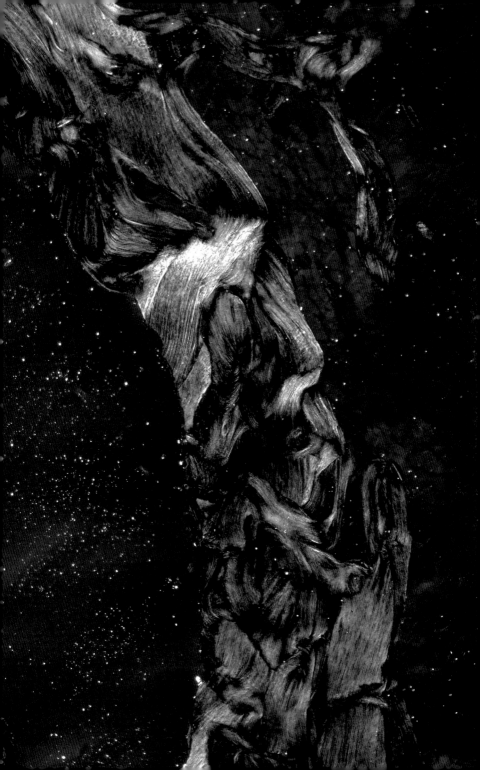

## 015

不朽  脱钙骨组织切片，×40，偏振光，2013

松质骨中的骨小梁结构

星空不朽，让人类世代仰望和叹羡不已。嗟乎银河遥不可及，于是转身，向我们栖身的星球上，去寻找存活最长久的生命，藉以向不朽致敬。因为，人类最为迷恋的，就是不朽。

这个显微影像，颇似星空下一棵孤独的老树。它以老而不朽的身姿，指向群星璀璨的夜空，这让我想起几年前人们发现的，一棵世界上最古老的云杉。那是我曾工作过的瑞典于默奥大学，一个叫库尔曼的教授，在瑞典中部一座山上，发现了这棵孤零零生长着的树。他用自己死去的爱犬命名这棵树：老提科。它的根系已经活了足足有，九千五百年。

这棵树刚开始破土发芽时还活着的同时代人类，早已全部灰飞烟灭。其中只剩下一个叫杰里科的石器时代人头骨，被考古学家在约旦河西岸发掘出来，放在大英博物馆里，用一双贝壳嵌成的眼睛，向一代代参观者翻着他永恒的白眼。那是九千五百年前他在下葬时,被族人选中进行了装饰,以寓意永生。

其实,我们人类迷恋不朽,是因为对死亡有一种普遍的恐惧,害怕人死如灯灭,从而引发对不朽的向往。既然尘世肉身易坏,那就祈望灵魂永在。正是人类的这一痴念,让我们摆脱了动物性,开始了人性的进化。康德认为,对人类来说,只有假定我们的灵魂是不朽的,变得完善才是可能的;只有假定我们的生命是无限的,才可能向道德的完善或圣洁无止境地前进。

所以,刻在康德墓碑上的两个事物,头顶的星空,与心中的道德律,在我眼里,是有着时间序列性的一对因果:人类由仰望星空,渴望不朽,而追求至善,生成道德。

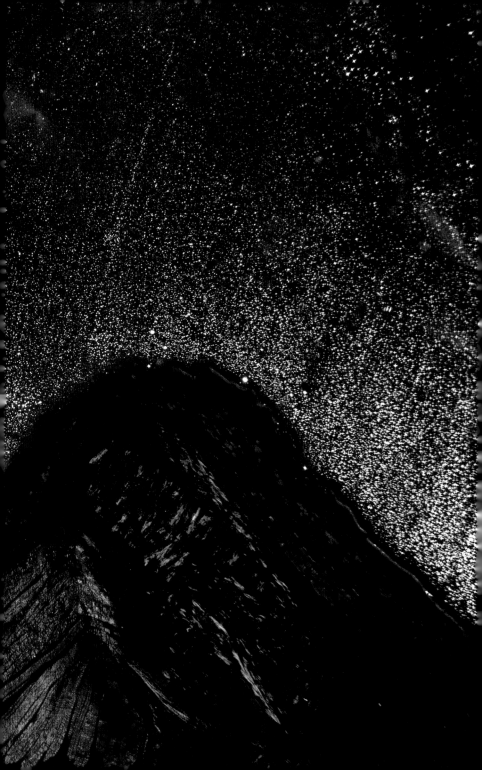

## 016

星空，对于人类而言，不只是有哲学和美学意义。我们的生命，可能来自星空深处，某一颗彗星带来的生命种子：氨基酸。而我们人类在未来，也一定会扬帆驶向浩瀚无际的星空，就像希腊人曾经驶向地中海、哥伦布驶向大西洋那样。因此，重返星空，可能是地球文明最终的归宿。

电影《星际穿越》讲了这么一个故事。在不远的未来，随着地球自然环境的恶化，人类面临着整体灭绝的威胁。然而科学家们在太阳系中的土星环附近，发现了一个虫洞，通过它可以打破人类的宇航能力极限，到遥远的外太空去寻找延续生命希望的机会。于是，一个个探险小队坐上飞船出发，通过这个虫洞穿越到太阳系之外，去茫茫太空寻找一颗适合人类移民的星球。

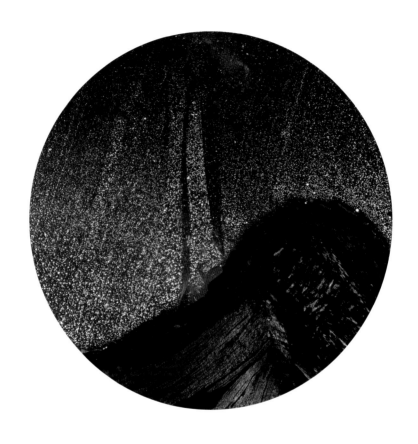

星空 No.1　颌骨及肌肉组织切片与封片胶交界处，×12.5，偏振光，2013

红色的肌肉及软组织环绕着呈蓝色的骨组织，其上方为封片胶的偏振光影

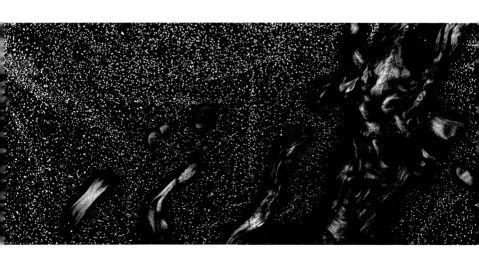

星空 No.2　脱钙骨组织切片, × 40, 偏振光, 2017

松质骨中的骨小梁包埋在封片胶中

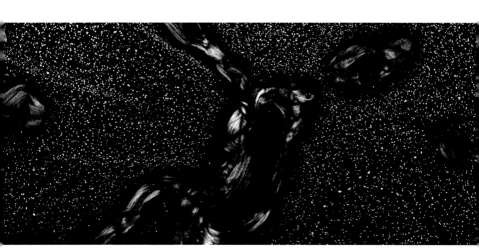

　　宇航员主角在秘密航天基地里,见到的那幅以星空为背景的虫洞图片,与这几幅显微摄影相片有几分相似。它让我浮想联翩,回忆起少年时代的我,读儒勒·凡尔纳的科幻小说,他瑰丽非凡的想象力给我带来了极大震撼。这位伟大的科学幻想者,他笔下的预言几乎都变成了现实:潜水艇、飞机、电视、无线电,甚至登月,只有人类登陆火星和外太空移民还在人类的愿景之中。

　　然而,人类的星空之梦里,始终都有一个鬼魅般的黑影,那就是遭遇陌生与敌意的外星人。已去世的英国物理学家霍金,就曾经警告过人类:不要接触外星人。霍金相信,与这些生命进行接触对人类来说结果将是灾难性的。他认为,外星人可能会袭击地球,掠夺地球上的资源,然后扬长而去。霍金的这个远景预言,确实太可怕了,它告诉你:与外太空文明的相遇,是一场黑暗料理的盛宴,赴宴的你,将不会坐在餐桌旁,而是躺在餐桌上。

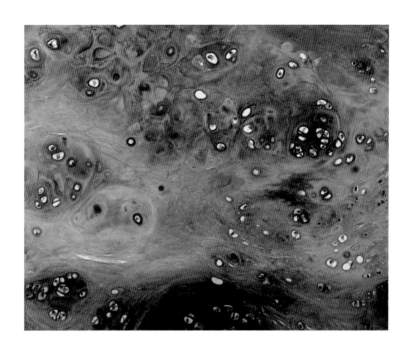

星空 No.3　软骨组织切片，×100，明视野 + 偏振光，2019

　　着色不同的软骨基质中，分布着疏密有致的软骨陷窝，其中可见软骨细胞

获雨果奖的科幻小说《三体》作者刘慈欣,与霍金有着相似的宇宙观,他写道:

"宇宙就是一座黑暗森林,每个文明都是带枪的猎人,像幽灵般潜行于林间……,任何暴露自己存在的生命都将很快被消灭"。

小说中,一位经历十年浩劫的中国女天文学家,对人性彻底绝望了,于是向一个远比地球文明高级的外星球文明,三体文明主动透露了地球的坐标,最后导致了更高级文明的降维打击,人类末日终于来临。

但并不是所有人都认同上面两位仁兄的悲观看法。

剑桥大学古生物学家莫里斯认为,生活在其他行星上的生命体,可能也会遵从进化生物学中一个叫"趋同进化"的理论。他以眼睛在不同生物体上各自完全独立的进化为例,认为那些生活在环境与地球相似的行星上的生命,也应该会沿着与地球上相似的进化路径向前发展。所以外星球的智慧生命,很可能与我们人类相似。

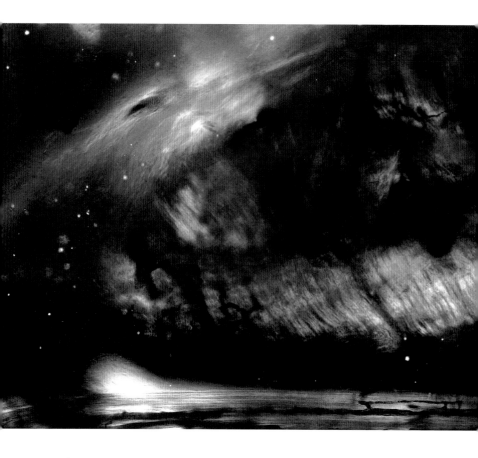

星空 No.4　灌墨血管肌肉组织切片的局部镜像，×100，偏振光，2016

灌注血管组织与封片胶的组合，在偏振光下扮演了外空来客

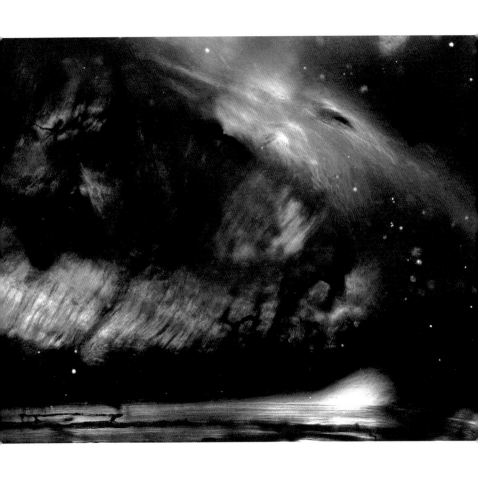

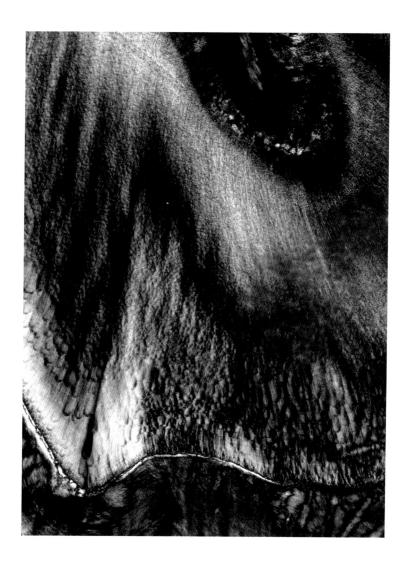

星空 No.5 未脱钙牙齿磨片，×12.5，偏振光，2013

下方较致密的牙釉质和上方相对疏松排列的牙本质，恰
巧构成天地星辰、夜空极光的影像

按照这个理论，比我们更先进的外星人，其实就是文明进化史比
地球人类要漫长得多的外太空人类。而纵观地球人类自身发展的大
历史轨迹，文明永远有一个向度，是朝自我完善、尊重一切生命、追求更
高道德境界的方向演进着。所谓人往高处走，这应该是人性进化永恒
的趋势，地球人类如此，难道外星球的智慧生命们，就必然要反其道而
行之？

我不反对霍金教授的谨慎态度，毕竟，未知宇宙里，任何事件都有
发生的概率。不主动接触外太空文明，不失为一种安全策略。但何必
一定要以己之心，度人之腹，形成人类对外星球文明的天生敌意呢？焉
知我们人类，可能早就在外太空更高级文明的视野之内了，只不过他人
刻意不来打扰而已。

如果将浩瀚的星空看成是无数眨动的眼睛，我更愿意相信它们是
善良的精灵，而不是零道德的黑暗宇宙森林中，准备择人而噬的一群
野兽。

我们，其实就是幼年的他们。

这，就是我面对这个星空系列显微摄影作品时，在头脑中引起的
遐想。

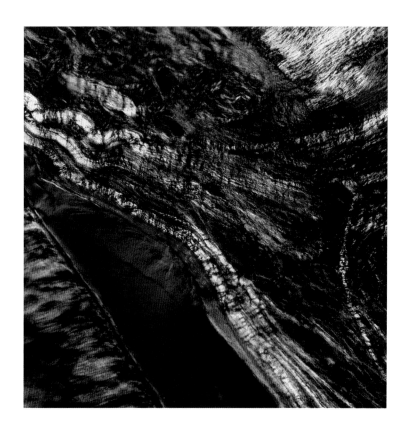

## 017

峡谷 牙齿、牙龈和颌骨组织联合切片——龈沟，×40，偏振光，2013

　　　　右上方的游离龈与左下方的牙冠之间存在的一个凹沟

　　　　称为龈沟

我始终记得，很多年前第一次在飞机上看到地面山川景色的震撼之感。那更像是神借了一双眼睛给你去看大地。

透过显微镜片看微观生命世界，同样也是神的一个视野。如果你在其中看到了山河大地，也不奇怪。因为，宇宙如同一张全息摄影相片，每一点都记录在全息片的任何一点上，一旦这张相片损坏也没有关系，从一粒尘埃中，神可以重新找回宇宙的全部信息。

这幅显微作品，让我想起了在科罗拉多州的丹佛市机场转机时，从空中看到的地貌。东侧的一片大平原，向西延伸到此，突然隆起为崇山峻岭，科罗拉多高原和洛矶山脉在丹佛某一条河畔的相遇，就形成了十分壮丽的地理景观。这张组织切片极其逼真地巧合了这一地貌，不光是山体断层与牙骨质层板状结构高度相似，也不光是山脚下的南普拉特河在这张切片中出现了，就连山脚稀疏的林木和身影，都被牙骨质中的一丛丛穿通纤维完美表现出来了。

奇妙的是，宏观世界的山林，与微观世界的穿通纤维，这两种有机结构也扮演了相似的角色功能：树的根系在土层中纵横交错后，深深扎进石头缝里，牢牢固定了浅土下的岩石层，抵御着风霜雨雪对山体的侵蚀；而穿通纤维垂直穿插于牙根的矿化基质中，将牙根、牙周膜和牙槽骨紧紧连接，让我们的牙齿能承受咀嚼压力。

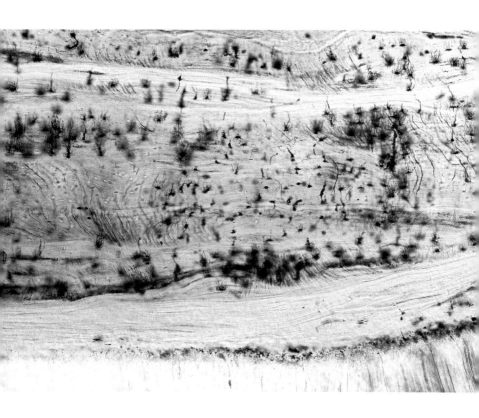

## 018

荒原 牙齿磨片——根部牙骨质和牙本质，×100，明视野，2013

下方的牙根部牙本质表面覆盖有中间的无细胞牙骨质
和上方的细胞牙骨质层，牙骨质细胞位于基质陷窝内，
向表面伸出许多突起，以吸收牙周膜的营养

这是关于戈壁滩的一个意象。

那一簇一簇的，是顽强生长在极度恶劣环境中的一种矮小灌木，骆驼刺。它是戈壁沙漠中，长途跋涉的骆驼唯一赖以生存的植物。

当然，这个被看成是骆驼刺的显微影像，仅仅是一个喻体，那么它的真实本体是什么呢？

这其实是牙根部的一张切片，那一簇簇植物样的结构，是包埋于牙骨质中起固定作用的穿通纤维，图像下沿是与牙骨质相邻的牙本质。

咬定青山不放松，任尔东西南北风。骆驼刺与穿通纤维，在一个咬字上实现了精神世界的隔空握手致意。

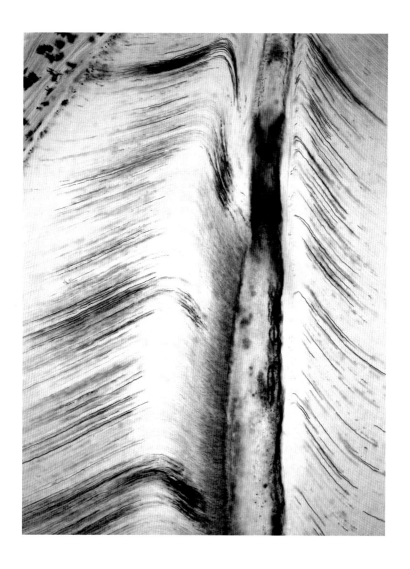

## 019

**幽谷** 牙齿根部未脱钙磨片,×12.5,明视野,2003

牙根部的牙本质环绕着中间的根管,其中的牙髓组织已在磨片的制作过程中丢失

千山鸟飞绝,万径人踪灭。

只有西岭千秋雪中的一条笔直小道,还在等待着那个已走过了千山万水的旅人到来。

人类,只有在旅程中将自己的灵魂,一点一点安放在山川巨物上,之后才放得下生死执念。这是为什么有灵魂的人,都有一颗出门远行的心。对大自然这座壮丽神殿的朝拜,让我们感应到了永恒,也得以最终走进永恒。

所以,来,还是不来,对于那个旅人已经不重要了。因为也许,他的旅程已经在另一条雪山小径上结束了。

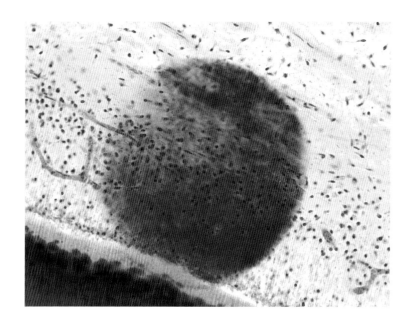

## 020

飞石　牙髓及牙本质组织切片，×100，明视野，2011

左下方为牙本质的牙髓腔内壁，紫色球形结构为髓腔内
钙化的髓石，其周围分布着牙髓细胞和小血管

在希腊神话中,西绪福斯触犯了众神,为了惩罚西绪福斯,诸神让他把一块巨石推上地狱世界中的山顶,而那颗巨石太重了,每每未上山顶就又滚下山去,前功尽弃,于是他就不断重复、永无止境地做这件事。西绪福斯的生命就在这样一件无效又无望的劳作当中慢慢消耗殆尽。

你看到的,是一颗位于牙髓腔内的髓石,它几乎完美地象征了西绪福斯艰难地推近山顶后,又重新向山脚滚回去的那一颗巨石。你也可以将这颗髓石周围的血管和细胞,想象成地狱里四处飞溅的血雨。

加缪将西绪福斯视为人类生活荒诞性的人格化象征,但加缪最后得出的结论却是:西绪福斯其实是快乐的。因为,"向着高处挣扎本身足以填满一个人的心灵。"

我们人类在日复一日的重复劳作中,还去寻找有美感,或者有任何价值感的事物,赋予生活以意义,不也正像加缪眼中的西绪福斯吗? 当看到巨石挟带着隆隆轰响和腥风血雨,向山下滚去时,那一刻的西绪福斯,嘴角边会漾起一个轻松的微笑。这大约是给他这么一个命运的诸神没有想到的。

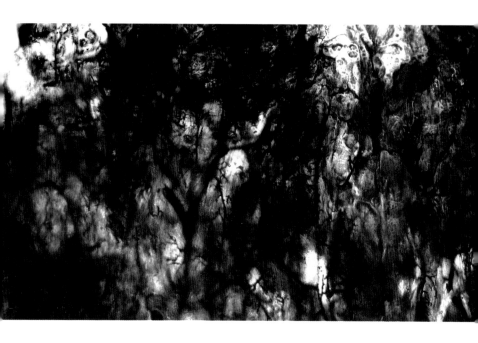

## 021

**画非画** 灌墨血管组织和肌肉组织切片，×40，明视野＋偏振光，2016

灌注血管的厚组织切片上，黏附了凸凹不平的封片胶，
增加偏振光镜片后，便呈现出色彩斑斓的油画笔触

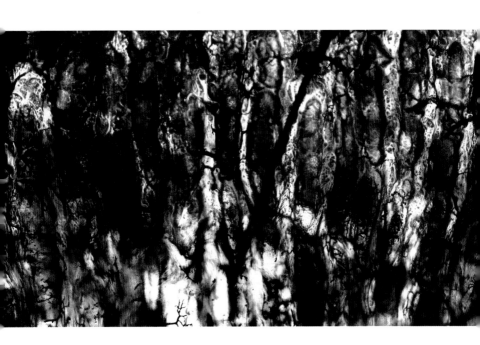

　　这幅作品,如果你认真看,会看到其中有很多张脸,它们带着不同的表情:有惊讶或呆滞、诡异或冷漠、暴怒与狰狞,等等。有的像森森白骨,那些头骨却非人非兽。

　　在我眼里,这其实是人性另一面的写照:午夜时分的人性。那些怪异脸孔,可能是更为真实的我们。因为在人类的内心,都隐藏着黑暗森林中潜行的兽类,那是我们精神世界中的动物本能。

心理学家卡尔·荣格，曾将人性的阴暗面称为"阴影自我"，他告诉我们，每个人的内在深处，都携带着来自远古祖先的记忆。那份记忆中，有出现在洞穴外黑暗中的眼睛，有突然亮起的白色獠牙，有咬破动脉吮吸鲜血的瞬间快感。那是心灵之光照射不到的潜意识角落。

人类是一种双重存在的物种。史蒂文森的小说《化身博士》，形象地寓示了这一点。白天还是善良文雅的亨利医生，在晚上却化身为邪恶的海德先生行凶作恶，他的内心终日在属灵的内疚和犯罪的快感之间不断冲突，饱受折磨。原来，在人类无法探知的内心深处里，善恶是并存的。如果你去了解那几个著名的心理学实验，如折磨模拟囚犯的斯坦福监狱实验，电击无辜者的米尔格伦实验，你可能就会对此有更深的感受。

这幅灌墨血管的显微影像，与不朽名著红楼梦里，那一面风月宝鉴的背面映像一样，可以令生而为人的我们怵然自惕。人类只有警醒自己本性中存在着兽类的一面，才可能倍加珍重那得来不易的人性高贵品质。

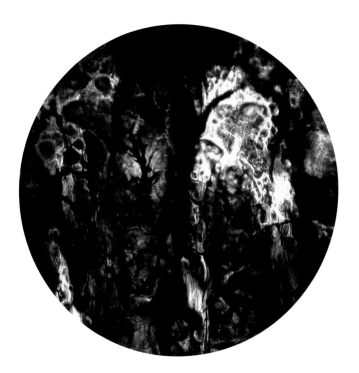

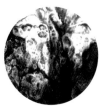

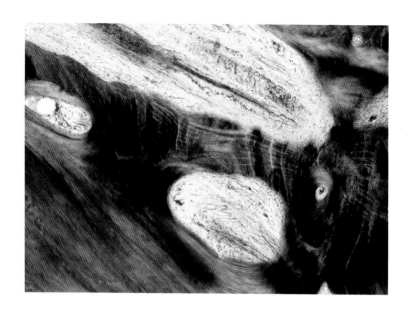

## 022

风骨 No.7  脱钙骨组织切片,×200,明视野+偏振光,2013

具有板层骨结构的骨小梁在 Masson 染色和偏振光作用
下,呈现五彩绚丽的影像,其间有相对疏松的骨髓间质
成分

这是关于流星雨的艺术想象。

没有任何科学家能够捕捉到流星雨的近身照,所以,你只能用瑰丽的想象去捕捉她了。这些在茫茫宇宙中游荡了亿万年的渺小陨石,在扑向地球、迎接自身寂灭的最后一刻,发出了如此耀眼的光芒。

是的,唯有毁灭,才能让卑微者照亮世界,尽管那仅仅只是一瞬间的荣耀。

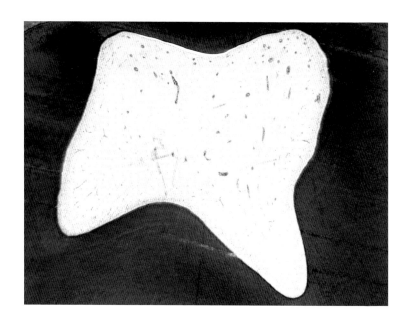

**蓝色港湾** 牙体及牙髓组织切片, × 12.5, 明视野, 2012

周围的蓝色为牙本质, 中央围起的是牙髓腔, 内含疏松
的牙髓组织和散在分布的血管

这是三千多年前，关于商代甲骨文的一个意象。

一根细长的紫荆木棍已经燃起，在画面之外袅袅生烟了，这块新鲜兽骨才刚刚经过一双手完成加工和刮磨，上面还挂着几缕红色的筋肉丝。

它马上要被王家占卜官恭恭敬敬地捧着，用点燃的紫荆木柱去烧灼，让骨质表面出现细微的裂纹，然后卜官根据这裂纹的形状与走向，以向祖先的鬼魂卜问将行之事的吉凶预兆。随后，占卜结果将被刻写在这块骨头上，就成了今天我们看到的甲骨文。殷人尊鬼神，几乎无事不卜，于是，早期先民们一幕幕动感的生活场景：征伐与祭祀、行猎与渔捞、病痛与子嗣、农事与天灾，就这样从一行行瘦劲的甲骨文中隐现在我们眼前。

那些古人在活着的时候，用这个方法与死去的先人们交谈，一如我们借了他们用过的甲骨，与死去的他们隔空交谈。那些灼烧的微光，透过骨头，照亮了幽微的历史隧道。

当然，上面的意象仅仅是我脑海中的一个联想。这个白色块状结构，其实是一个牙体硬组织的空腔，牙髓腔，作为牙医的我对它是再熟悉不过了，我和同事们每天都用一种来自山榄科植物的树胶，去严密封堵被感染的牙髓腔，以阻绝细菌对人体更深地入侵。这是人类与微生物之间，无情战争中的一个分战场。毕竟，我们与细菌在生命进化之路上分手，已经是在数十亿年前了。

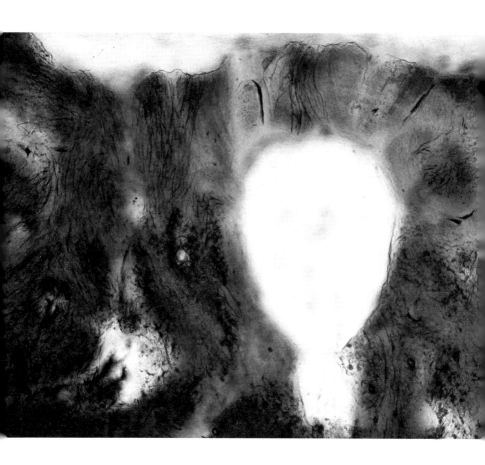

## 024

**小桥旁边** 未脱钙骨组织磨片，×100，明视野，2013

密质骨与松质骨交界处的骨组织，骨组织未经脱钙的磨片有多处干裂的迹象，此图做了去色的处理，更有水墨韵味

我的第一个联想就是：这是挪威画家蒙克传世名作《呐喊》的再现。我在纽约现代艺术博物馆看到的原作里，那张变形和扭曲的尖叫面孔，被夸张成了一个骷髅头。而在这张显微镜下发现的人脸，竟然几乎是一片空白，更为令人惊怵。

蒙克画出的，是一个心灵与现实相隔离了的孤独者，因为他自己内心深处极度的恐惧，而发出一声响彻天地的呐喊。而铁军教授发现的，是禁锢在骨头里的孤独者影像。当一束光终于照亮了这张本将湮没于永恒黑暗的脸孔之时，我们似乎听到了这个孤独者发出的、无声的呐喊。

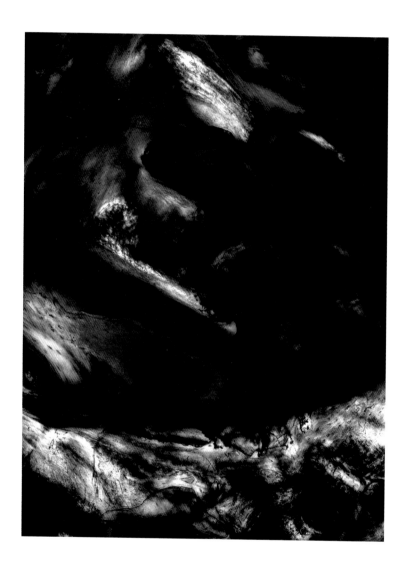

无形 No.6　未脱钙骨组织磨片，×100，偏振光，2013

　　　　松质骨中的骨小梁，在偏振光下多了一些诡异

　　精彩的想象力，可以诞生出精彩的故事。如同史蒂文森写出海盗小说《金银岛》，可这位老兄何曾与海盗之间有过一个钢镚儿的买卖！那是因为苏格兰冬日漫长，一家人成天呆在屋内烤火，怪无聊的。他为了哄自己年幼的继子高兴，随手画了一幅海岛地图，望着地图，史蒂文森突然脑洞大开，于是，一部海盗藏宝、各方寻宝厮杀的惊险故事诞生了。

　　看看这个景象，你会联想到什么？

　　在我眼里，它就是一个在寻宝者面前豁然洞开的藏宝秘洞。在幽深的洞尽头，古老的珠宝静静地闪耀着光芒，宛如刚从美人身上取下不久，犹带肤温与体香。

　　在所有真实的寻宝故事中，这个显微图景的意象，最近似于西潘王墓室的发现。当考古学家在南美洲的秘鲁一个隐秘山谷里，找到被盗墓者刚打开不久的古墓入口，钻进尚未被挖掘破坏的主墓室时，他被眼前的所见惊呆了：那里面摆满了闪耀夺目的陪葬品。西潘王，那位千余年前的古代莫切人帝王，他白骨森森的手中还抓着一个半公斤的纯金铲子，头上和前胸覆盖着华丽的金面具，手臂的骨骼上挂满精美的首饰，尸骸周围堆满了数不清的首饰和工艺品。更为夸张的是，西潘王的四周有几十具陪葬者的尸骨，他们中有年轻的女人、侍卫、仆人，而这些人的尸体上无一不是堆满了金银首饰。整个墓穴中，宝藏之多，以至于

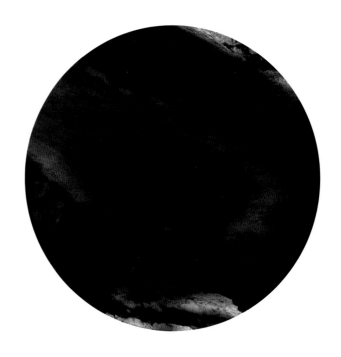

死者们的骸骨仅仅是点缀在一堆金银珠宝中的星星白色。西潘王墓室的重现天日，是整个西半球最辉煌的古墓文物大发现。

所以，你完全可以紧盯着这个神秘幽深的洞穴，开始构思出你自己的金银岛故事。

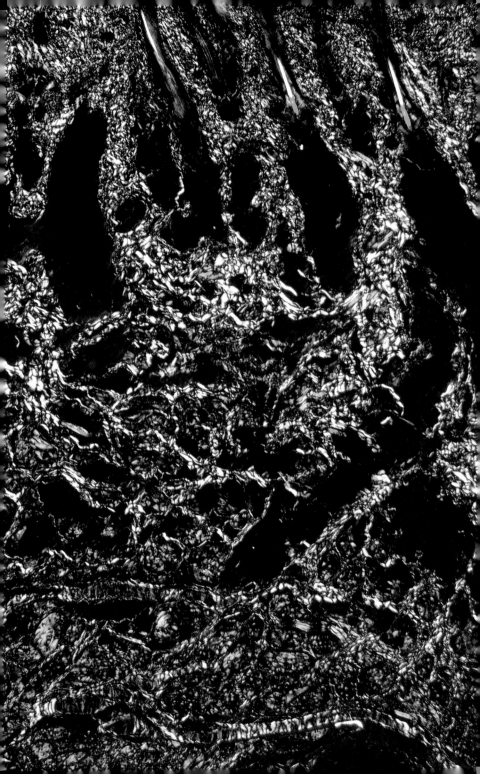

雨林 皮肤及皮下组织切片,×12.5,偏振光,2013

上方寥寥几根竖行的毛根结构提示这是皮肤组织,它是
身体表面包在肌肉外面的组织,是人体最大的器官。在
偏振光下,依稀可见自上至下的表皮、真皮和皮下组织,
各类纤维、血管和细胞成分疏密有致,构成身体抵御外
界的防护网层

地火在地下运行,奔突;熔岩一旦喷出,将烧尽一切野草,以及乔
木,于是并且无可朽腐。

这是鲁迅最有名的文字之一,先生是用了地下熔岩当作一个喻体。

我眼中的这个意象,是另一种地火。这明灭变幻着的瑰丽景色,因
了那几朵向上飘曳着的火苗,而被我定义成正在地表与地下燃烧着的
地下煤火。

地火又称地下火、地下煤火、阴燃火,是煤层在地下燃烧所形成的
大规模地下发火。

中国北方的地下煤火,按照开始燃烧的时间,可分为史前火、唐清火
和现代火。史前火发生在地质历史时期,唐清火发生于古代和近代,现
代火形成于现代。地下火主要由煤层自燃和人为两种原因引起。

澳大利亚燃烧山的阴燃火已经持续燃烧了五千五百年,那可能是
迄今地球上持续时间最久的长明火。

仅是我国自燃煤火白白烧掉的煤炭,估计每年从数千万吨到上亿吨。它在全球的危害更是惊人,地火蔓延之处,从地下冒出大量有毒白色气体,没有植被生长的土地上,放眼一片荒凉,居民抛弃家园,移居他乡;地火还消耗大量能源,并产生巨量温室气体,加速了地球温室效应。

　　如果用一双不带功利性的审美眼睛去观看,大自然的一切壮丽景象都是美的。但比起康德的"审美无功利"观点,我更倾向于古希腊诸先哲,如德谟克利特、苏格拉底的审美功利性观点。记得在我很小的时候,看到湖面上飘荡的油花呈现出彩虹色,认为那很美,但现在不觉得这个水污染景象有任何美感了。

　　抱歉铁军兄,你的这一幅美图被我功利性审美了。

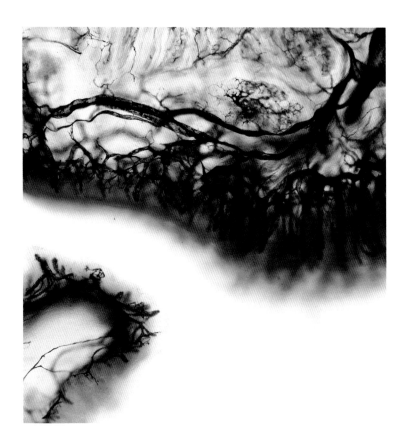

## 027

水墨 No.1　灌墨血管组织切片，×100，明视野，2012

灌注血管呈现的几簇血管祥，隔水相望

枯藤老树昏鸦，小桥流水人家，古道西风瘦马，夕阳西下，断肠人在天涯。

在人世间的边缘徘徊，在生命走廊的尽头回眸。

此生最浓的那一滴眼泪，却无人看见。你只好独自悄悄抹去，换成一丝微笑。而今识尽愁滋味，却道天凉好个秋。

无论是什么缘分，珍惜吧，直到地老天荒。

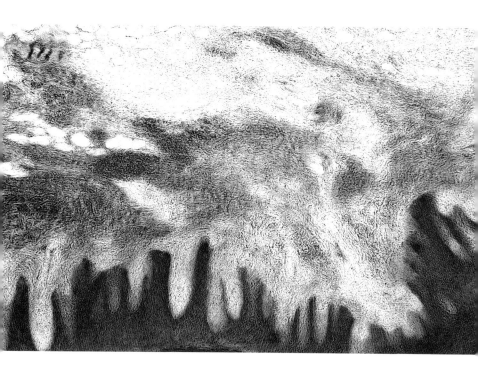

土林霞光　牙龈黏膜组织切片,×40,明视野,2016

下方致密红染的是牙龈黏膜的上皮成分,凸凹有致的结
构为上皮钉突,其上方为黏膜固有层及黏膜下的结缔组
织,由于位置上下颠倒,有可能让曾经学过组织学的医
者也产生一种陌生的观感

在我眼里，这幅摄影作品可以媲美杰克逊·波洛克的抽象画:海神的召唤。在纽约现代艺术博物馆里，我曾经与此画久久相对，心中默忆莎士比亚《暴风雨》里的诗句。当年波洛克听了这首诗后，将此画命名为"海神的召唤":

你的父亲卧于五英寻深处，他的骸骨已然化为珊瑚、双眼化作珍珠，他的任何部分都不曾毁损，只是承受着一场巨变，化为某种生物，奇异而丰沛，海妖不时为他敲响丧钟:叮 - 咚,听! 那钟声已响起,叮 - 咚。

与波洛克随意挥洒的风格相似，此摄影作品中的赭红与珍珠白，充盈满眼，昂然恣肆，如水流云在，心意俱迟，类于梦境。但在画面的下方，流淌的白色从平面突然垂直而下，像是黄土悬崖边积雪延伸出的一根根冰挂。悬吊如牛羊乳，给土地以哺育。

好吧，我承认是我在想念久违了的北方冬日景色，在这炎热的南国仲夏夜。

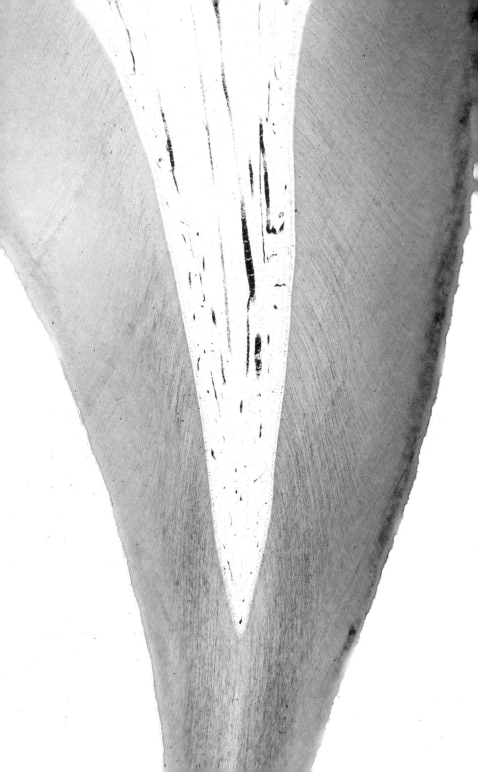

牵牛花　牙本质及牙髓组织切片,×12.5,明视野,2011

　　　　　　呈浅蓝染色的为构成牙齿的主要成分——牙本质,其中
　　　　　　央的浅白色区域为牙髓组织和其中的血管

　　一柄还带着鲜血的锋刃,躺在一片专为它配做的蓝宝石浅碟上。

　　它是刺入耶稣肋下的那支朗基努斯之矛,还是割下施洗者约翰头颅的莎乐美之刃?

　　用什么去杀,和杀了什么,看来还是后者定义前者。比如,一颗子弹射入一个头颅,却最终将那头颅变成了一尊青铜雕像,这可以让那颗廉价的子弹,从此变成一粒无价的铜。我想起了射入诗人普希金身体的那一颗子弹,这样的子弹,人类历史上确实还可以找到不少。

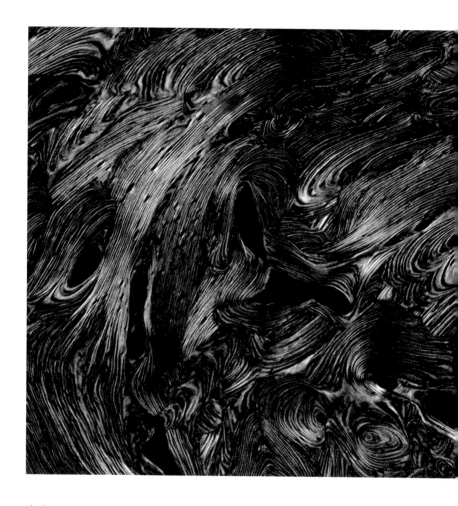

夜空　脱钙密致骨组织切片，×100，偏振光，2017

密质骨中的板层骨结构，其中可见呈同心圆状的哈弗斯系统

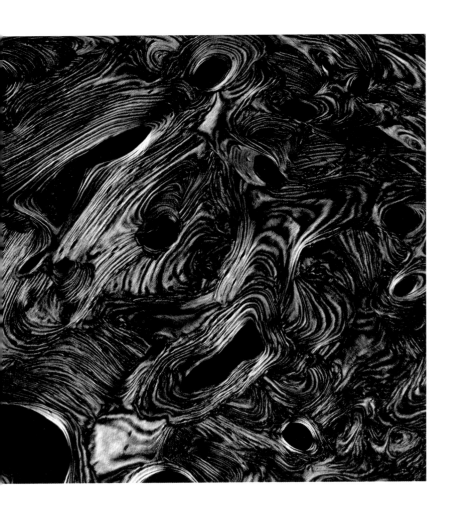

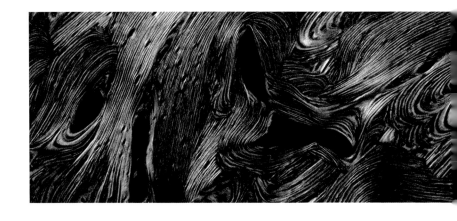

　　古希腊人用大理石建成了雅典城，古罗马人用火山灰拌制的混凝土建造了罗马城，工业革命时期的英国人用黏土制成红砖砌出了近代伦敦老城。当你为这些非凡的人造景物群叹服的时候，你会不会想，用双手筋骨建造了所有伟大城市的人类，他们自己的骨头又是用什么做的呢？

　　这幅如同黑色激流卷涡一般的图案，就是我们人类的骨头，在放大之后呈现的影像。确切地讲，那是骨骼中最坚硬的密质骨。它像不像刚刚凝固的火山熔岩？那一种戛然而止的狂乱流动，成就了一尊极有力量感的天然雕塑。

　　拿人类的骨骼与花岗岩去比较，很有意思。后者是由火山的地底岩浆在熔融状态下，慢慢冷却、凝固和结晶后形成的火成岩，具有很高的硬度与抗压强度，所以是上等的建筑用石料。而人类的骨骼，主要由胶原纤维和矿化物结晶以极精巧的结构组成，使骨骼不仅具有相当高的硬度，而且具有极佳的弹性与韧性，这后一性质是花岗岩望尘莫及的。

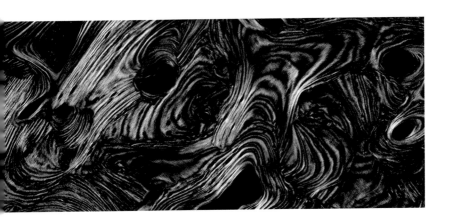

以人的胫骨为例,若论纵向压力强度,骨骼要优于花岗石;而在纵向拉力强度上,骨骼完全碾压花岗岩:骨骼 930~1 200kg/cm²,花岗石 50kg/cm²。强出了二十倍!但是骨骼还有一个优点,那就是以比花岗岩低得多的密度与重量,可承受远胜于花岗岩的拉力与压力。

你在图中看到的,众多卷涡中间的空洞,叫哈弗斯管,它由呈同心圆排列如涡流一样的骨板围成,哈弗斯系统里面,有着密如蛛网的血管和神经。所以骨折之后,骨骼可以经自我修复而实现愈合。而骨的形成与修复,都是在 DNA 的精密编码与控制下完成的。

所以,进化创造了人类,人类创造了文明,这个过程可以看成是我们星球上,从花岗岩到骨骼的一个漫长故事。

## 031

**浓情** 灌墨血管组织切片,×200,明视野,2012

灌注血管组织切片的一个局部,可能因为在灌注过程中
血管破裂,鲜红的色彩晕染了黑色血管的周围

眼前的景象，让我回忆起法国诗人布勒东，在百年前写下的一首俳句：

旧函烧尽，
噢，言词在灰烬中发光，
宛如在世间长存。

布勒东这个人，一生持有左翼信仰，却并不一味天真迷信。1933 年，由于对苏联的国际、国内政策持不同意见，布勒东被"欧洲声援革命同盟"开除。两年后，因与苏联派到法国当记者的名作家爱伦堡发生意见冲突，他在巴黎街头狠抽了爱伦堡几耳光，布勒东因此被逐出苏联主导的作家保卫文化大会。

布勒东的法国同胞，一战法国总理克雷孟梭有句名言："一个人如果三十岁以前不信仰左翼思潮，他的良心有病；一个人如果三十岁以后还继续信仰左翼思潮，他的脑子有病。"不过看来，一以贯之的良心左派布勒东，轻松就跨过了这位本国同胞总理的语言逻辑陷阱。这个终身持左派信仰的诗人，似乎同时保住了自己的良心和脑子。

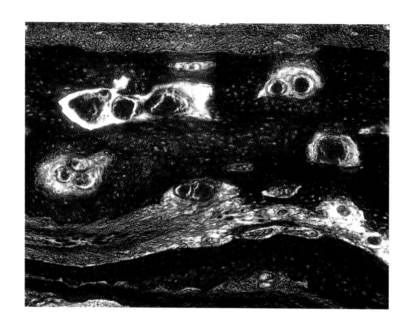

## 032

**白天不懂夜的黑** 脱钙骨组织切片,×100,明视野,2011

松质骨中的骨小梁和其间的疏松间质,红色的圆形结构
为扩张的血管

在我的想象中,这是一个关于地下岩浆成矿的童话插图。

地幔中炽热的岩浆熔融体,在冷凝过程中,随着温度的逐渐下降,各种矿物按照不同的凝固点,依次从岩浆中结晶出来,形成不同的矿体。

因此,有价值的某种矿藏,都会有不同的伴生矿物或者岩体。人们将一些伴生岩作为勘探矿藏的指标岩,金伯利岩就是其中的一种。如果你发现了富含橄榄石且颗粒粗大的金伯利岩,祝贺你,你可能要挖到钻石了,因为,寻找钻石矿往往是由寻找金伯利岩开始。

等一等,我是不是想入非非,以至于掉进南非那个巨大的金伯利钻石矿坑了?其实这只是一张骨组织切片,红色岩浆是血管,周围矿床是骨结构,其中虽然也有矿化活动,但那是在一系列分子精密调控下进行的一场生物矿化,形成了搭建骨骼的主要建筑砖块,羟基磷灰石晶体。

有人将火化后骨灰中的碳,提取制炼成钻石,以纪念逝去的亲人。骨骼变钻石,那又是另一种基于思念的想象了。

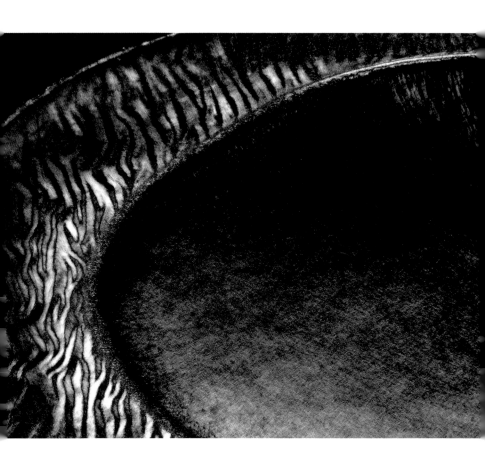

## 033

**玉池** 未脱钙牙齿磨片——牙釉质和牙本质，×12.5，偏振光，2013

周围呈树枝状的排列的牙釉质，环绕着呈深蓝色的牙本质，作为人体中最坚硬的硬组织——牙釉质可能在磨片制作过程中多了一些顽强，不幸沦为失败的废片。但显微镜却记录下那一汪深蓝周围的动人故事

我正准备离开那家叫扶光的书店时，眼睛的余光在门口书架上扫到一本书，它有着奇怪书名：在美国钓鳟鱼，于是随手翻开，映入眼帘的第一段文字，竟然如此奇异：

昨晚，一种蓝色的东西，烟雾，从我们的篝火里飘向山谷，飘入头羊的铃铛声之中，直到这种蓝色的东西与铃铛声融为一体，难以分清，撬棍也撬不开。

我马上将美国诗人布劳提根的这本散文集带回家，一口气读完了它。结果发现，上面这段最先读到的文字，竟然就是这本书中最美的一段。缘分就在第一眼，从来如此。

然后，我又随手打开铁军教授寄给我的摄影图集，第一眼就见到这幅蓝色的作品，才发现布劳提根燃起的蓝色烟雾，原来也飘进了铁军兄的镜头中：两种牙体硬组织，牙本质与牙釉质几乎融为一体，难以分清，撬棍也撬不开。

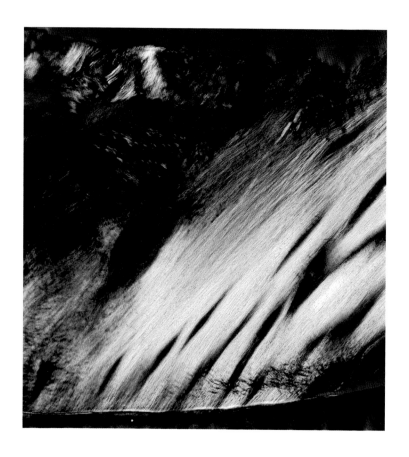

## 034

**冰川夕照**　牙齿、牙周膜和颌骨组织联合切片，×100，偏振光，2013

这是牙齿和它周围组织的合影，下方为牙根表面，中央斜行的"冰川"为牙周膜纤维束，上方遥看的远山夕照实为固定这些牙周纤维的固有牙槽骨。这个组合是牙周组织健康的关键所在

　　最美的歌声，都是歌者独处的时候唱出来的。一个在帕瓦罗蒂家中客厅等候主人的记者朋友，有幸听到了歌王的绝世美声，那是他在浴室里一个人洗澡时唱出的歌。

　　最美的风景，也都是大自然在无人之际，拿出来自我陶醉的。这幅神作，就像一处无人的风景：夕阳正在从群山之巅收回它最后的一缕金线，山峰如同燃烧中渐渐熄灭的炭火，巨大阴影中的冰川，闪着幽蓝的光。

　　不久，一切有形之物都将消失在深浓的夜色之中。如果那时你听到一个喃喃低语声响起，那可能是一场形而上的对话，在天与地的神明之间。

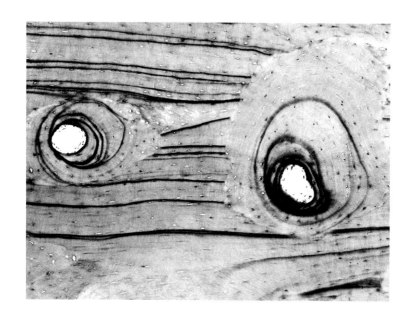

**痕迹** 脱钙骨组织切片，×200，明视野，2011

密质骨的板层骨结构，两个"圆圈"即为密质骨的营养中心——哈弗斯系统

有谁见过虫洞吗？

没有，那好，你可以想象眼前的这两个孔洞，就是传说中的虫洞。看看它们，像不像两个时空漩涡，连接了两个相隔遥远的宇宙世界？

爱因斯坦在他的广义相对论中,引用了物理学家路德维希·弗莱姆提出的虫洞概念。时空隧道是一个在引力场作用下能够变化的东西,当空间折叠后,在折叠的两个点之间就可能出现一个空间捷径,这就是虫洞。虫洞有可能是连接平行宇宙的通道。

于是,通过时间旅行回到过去或未来,就有了一个理论物理学上的依据。

问题来了,如果你回到过去,恰巧遇上你的外祖父,他还没有与你的外祖母结婚怀上你的母亲,而你在与你年轻的外祖父之间不幸发生了一次意外冲突,你失手杀死了他,那么将来还会不会有你这个人存在?

这就是外祖父悖论,一个有关时间旅行的著名悖论。

对这个悖论最有影响力的解释,是平行世界理论。该理论认为,世界是由无数个平行宇宙组成的,时间旅行者回到过去杀死外祖父时,杀的其实是另一个宇宙的人,或者这个举动又创造了一个新的平行宇宙,而外祖父的死只会使那个平行宇宙的时间旅行者不再存在,而在自己这个平行宇宙的时间旅行者则平安无事。

也就是说,时间旅行者无论如何都只能改变另外一个平行世界,而无法改变其所在的那个世界。

在量子物理中,"多个世界"理论可以如此理解:对于每一个似乎随机的事件来说,只要它的可能性不是零,它所有可能的情形都会在不同的平行世界中发生,造成历史的分支。物理学家大卫·多伊奇认为,当时间旅行者回到过去杀外祖父时,其实进入了另一个世界,杀的是另一个世界的人,与杀人者是谁无关。

约瑟夫·巴特勒有一句话:万物有本然,终不为他者。用这句话点评平行世界理论,比较有意思。

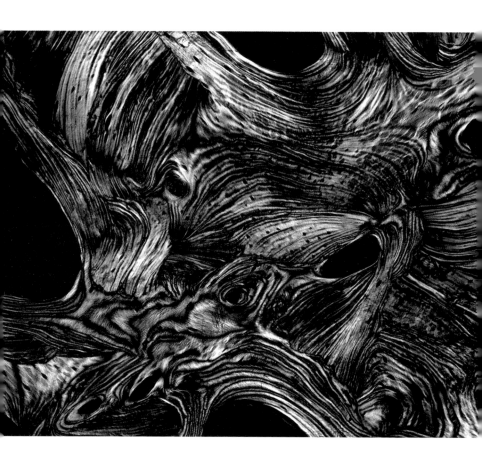

## 036

**梯田** 脱钙骨组织切片,×200,偏振光,2013

密质骨的板层骨结构在偏振光的作用下,层层叠叠,一望无际

在这幅微观世界的景象中,实物竟然也呈现出场的形态,本来我们肉眼看不见的一个物理学概念:场,被这些曲线曼妙如卷涡的线条,清晰的显示出来,向你呈现出一个"空间的状态"。能量与动量流动其间。当然,我们在这里想象与意会出来的场,只是个喻体,而本体是骨组织中,层层同心性骨板所围绕形成的管状系统,哈弗斯系统。

电磁场理论的创立者麦克斯韦,写出了具有极高科学审美价值的麦克斯韦方程组,被誉为上帝的诗歌。这幅摄影画,是否也可以看成是上帝的又一个小作品呢?

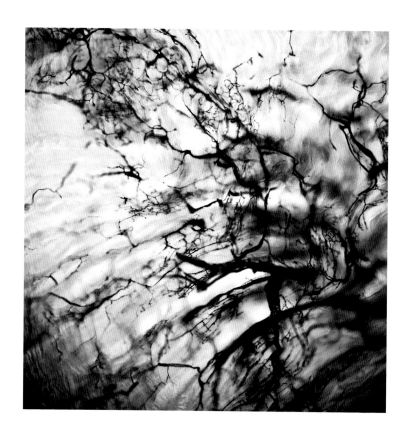

## 037

水墨 No.3　灌墨血管组织切片,×40,明视野,2011

灌注血管呈黑色,其周围的肌肉组织依稀可见

这个天光水影的黑白景象,立刻让我想起了米沃什的诗句:

你因梦想而在这个世界上受苦,
就像一条河流,因云和树的倒影不是云和树而受苦。

切斯拉夫·米沃什,波兰裔诗人,二战大屠杀的目睹者,冷战中的流亡者。我去过他最终长眠的波兰城市克拉科夫,在得知他在经历了极其漫长可怕的动荡、屠杀、凶险与漂泊后,我就明白了为什么,他的诗里总是有着挽歌一般淡淡的伤感。

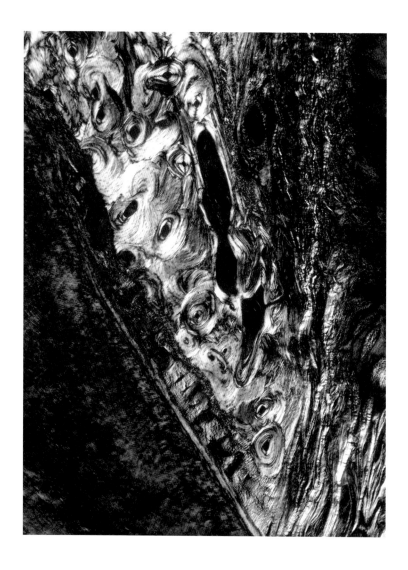

**半岛**  牙齿、牙周膜和颌骨组织联合切片,×40,偏振光,2013

牙齿与周围组织结合的图景,左下为牙根,其表面与黄色的牙槽骨之间通过牙周膜相连

为了得到理解这幅图像的钥匙,我们是不是要上穷碧落下黄泉,在自然世界中去苦苦寻找? 也许,我们应该停止将这幅作品与某个现实景象联系起来的思路,尽管我确切地知道它是人体里的哪一部分,但我宁愿将它看成是一幅超现实的抽象艺术作品。

这块凝固了的金色漩涡,悬浮着,沿了一个斜面向下俯冲滑行,锋刃一路切开飘荡如缕的蓝色,因此也沾上了如斑斑血迹的蓝色。它起于何方,因何而动,又将止于何处? 将要被它最后劈开的,是怎样一个边界? 会不会有一声尖叫随后响起? 金属的冰冷,更像是某个意志力在穿透文质彬彬的虚空,那注定要发生的,却隐藏在画面之外的某处,成为了突然袭上你心头的一个悬念。世界,也因此在充满张力的等待中发现了意义,或者无意义。

这幅画面中,凌厉的劈开与无声的尖叫,让我想起了在纽约现代艺术博物馆中见到的,蒙克的《呐喊》,那种世界在一瞬间被撕裂的感觉。

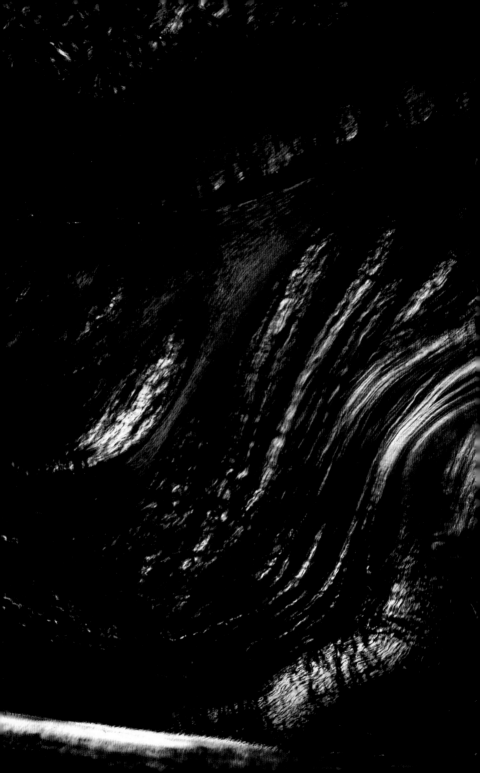

## 039

**画皮** 牙龈和牙周组织切片，×40，偏振光，2017

自上而下分别是牙龈、牙槽骨、牙周膜和牙齿组织，迄今
为止，这种自然的组合是任何人工仿生材料无法复制
的，包括种植牙

我把它看成是地层的一幅自然剖面图，或它的艺术模拟：把野外发现的某个地质断面，按自然地势、原始产状，用了不同花纹和色彩代表的岩性，绘制而成。

在人的眼中，大地恒静，海洋恒动；在神的眼中，大地却如同海浪一般正在起伏、波动着。我们人类，只是一个波浪之上泛起的一堆水沫，瞬间产生和消失着。这只是因为人和神各自使用的，是不同的时间坐标而已。

这个意境，让我想起了屠格涅夫的一首散文诗里，阿尔卑斯山的两座高峰之间的对话。我摘选出其中的部分，和读者一起欣赏：

矗立在地平线上的两个庞然大物，少女峰和黑鹰峰。

少女峰对邻居说："有什么新鲜事好讲吗？你看得比我清楚。那儿下边有什么？"

几千年过去了：只是一刹那。于是黑鹰峰隆隆地回答："密云正遮住大地……你等一会儿！"又过去几千年：只是一刹那。

"喂，现在呢？"少女峰问道。

"现在看见啦。那儿下边还是老样子：能看见蓝晶晶的海洋，黑黝黝的森林，灰扑扑的乱石堆。石块附近，一群小虫子还在那儿扭动，全是无谓的纷扰，你知道，就是那些两条腿的、还不曾来亵渎过你我的东西呢。"

"人吗？""是的，人。"几千年过去了：只是一刹那。

"喂——现在呢？"少女峰问道。

"小虫子看去似乎少些啦，"黑鹰峰隆隆地说，"下面变得清晰一些了，海洋缩小了，森林稀疏了。"

又过去几千年：只是一刹那。

"你看见什么啦？"少女峰说。

黑鹰峰回答，"哦，那边，沿着那些河谷，还有些斑斑点点，有什么东西在蠕动。"

"现在呢？"少女峰问道。这期间又过去几千年，——只是一刹那。

"现在好啦，"黑鹰峰回答，"到处都整齐干净了，全都是白色，不管你往哪儿瞧……到处都是我们的雪，一模一样的雪和冰。一切都停滞了。现在好了，安静了。"

"好的，"少女峰低声说，"不过咱俩也唠叨得够了，老头儿。该打会儿瞌睡啦。""是的。"

两座庞大的山峰睡着了；永远沉默的大地上，青色的、明亮的天穹睡着了。

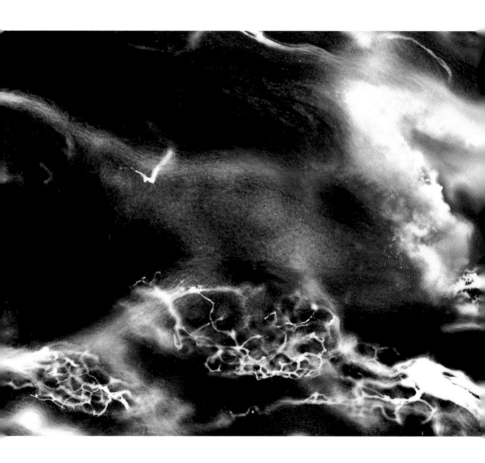

## 040

**海的印象**　灌墨血管及肌肉组织切片,×40,明视野的负像,2014

灌注的血管本是黑色,周围的肌肉本是土黄色,图像处
理的一个按键竟然将她变成汹涌的大海

在苍茫的大海上,狂风卷集着乌云。在乌云和大海之间,海燕像
黑色的闪电,在高傲地飞翔。

一会儿翅膀碰着波浪,一会儿箭一般地直冲向乌云,它叫喊着,
——就在这鸟儿勇敢的叫喊声里,乌云听出了欢乐。

这是我们熟悉的高尔基散文名篇,《海燕》中的片段。我相信这幅
摄影作品,即使是高尔基本人再生转世,也一定会惊叹为他作品意境的
神再现。也许他只需要改动一个字就可以了:海燕像银色的闪电。

请问,你在这片狂暴的大海之上,看见那一只银色的海燕了吗?

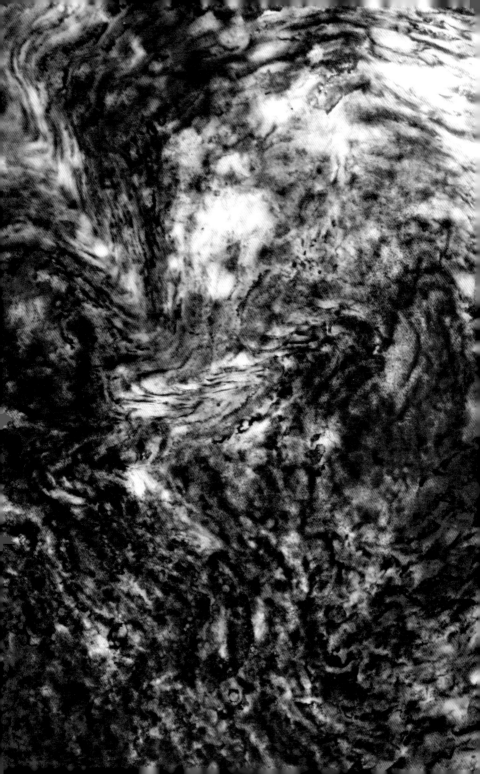

**漫山红遍** 上皮角质组织切片, ×100, 明视野, 2011

> 复层鳞状上皮表面的角化层, 是上皮细胞完成其生命周
> 期, 从上皮表面脱落前的一种终末分化状态, 俗称"老
> 茧", 然而, 显微镜下的浓浓秋色似乎是另一种述说

我所见过的最奇特的地质景观之一, 是美国佐治亚州的石山。

它是拔地而起的一整块花岗岩, 足有二百五十多米高, 两千米长。圆溜溜的光滑山体, 耸立在一马平川的原野上, 像一头巨大的白鲸突现于海面, 很是壮观。

三亿多年前, 地球岩浆从炽热的内部流动上升, 在地表以下8~16km 的地壳中, 慢慢冷却凝固后形成了这一块花岗岩, 包围着它的变质岩与土壤层, 经过水与风的长期侵蚀后悄悄褪去了, 于是这块坚硬的巨石身影, 孤零零地出现在美国南方的堆积平原上。

我将这幅作品看成是这一块火成岩在胎儿时期的影像, 那时, 这个玉白色的胎婴, 还在地球母腹中被孕育着, 慢慢形成致密的结晶体。

如果你去亚特兰大, 请不要忘了去看看这个地质奇观。如果你对历史感兴趣, 在石山的一面壁上, 你还可以辨认出巨幅石雕像上的几个历史人物: 南北战争时期南方的总统戴维斯、南军统帅罗伯特·李和名将杰克逊。不过, 那是另外一堆故事了。

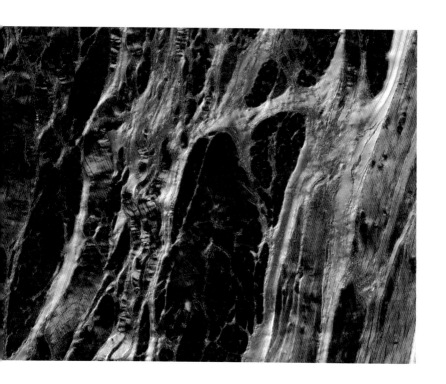

飞瀑　横纹肌组织切片,×40,偏振光,2013

金黄的肌肉束之间呈网状分布的灰蓝色区域,为筋膜组织,由于这些筋膜组织在全身相互连接成网,有人甚至将它们隐喻为中医经络学的解剖基础

当我初次观赏这幅作品时,我联想到了一个名词,蓝血,人们起初用它来代表欧洲贵族和名门出身者,后来蓝血泛指那些高贵和智慧的精英才俊。

而当我再次欣赏这幅作品时,我却想起了诗人陈年喜,一位矿山爆破工的名句:

再低微的骨头里也有江河。

这句诗,是陈年喜诗歌作品中,最鲜明的一个草根印记。圣经·创世纪篇说:"神照着自己的形象造人",那么,人自然是生来平等的。三百多年前哲学家洛克就这样从圣经中,寻找到他心中的自然法:人人生而平等。

所以,爆破工陈年喜的这句诗,完全可以刻成碑铭,传之于世。

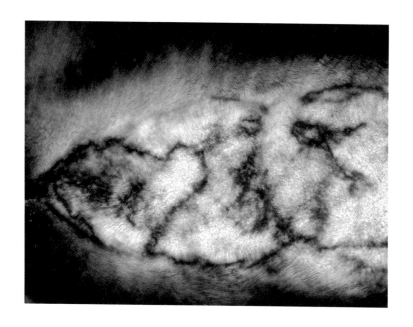

## 043

**鱼化石** 未脱钙牙齿磨片——钙化根管,×100,偏振光,2013

这是一个钙化根管的磨片图像,呈鱼形的结构为钙化物,它堵塞了牙齿的根管在衰老的过程中,我们的身体里,会生长出各种反叛者。比如,这个蛰伏在牙齿内部,如同一只怪兽的钙化团块,在慢慢长大,挤压着为牙齿提供营养的牙髓软组织,将后者的生存空间逼到越来越狭小,直至消失。如果哲人黑格尔看到了这幅摄影作品,可能会将之作为事物向其对立面转化的一个例证吧。

在我们还活着的时候,我们就开始向往不朽,并渐渐变成不朽的化石了。不是吗?

回忆起奥登《悼念叶芝》哀歌中,我曾反复吟咏的那一节:

他身体的各省都背叛了,
他头脑的广场变得空旷,
寂静侵入了郊区,
他的感觉之流中断;他成了他的崇拜者。

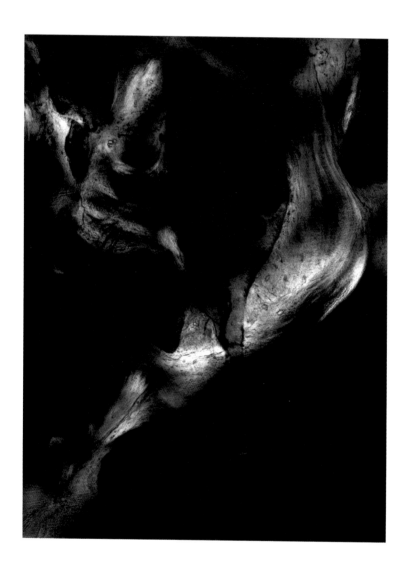

## 044

**私密**　未脱钙骨组织磨片,×200,偏振光,2013

松质骨中的骨小梁,因混合有无机的充填材料,便隐去了一部分身段

洞穴探险的魅力在于,你永远也无法预测,你将看到的下一幕景象是什么。

一个洞紧接着一个洞,仿佛一只形状扭曲的手,慢慢牵着你,把你拉向大地的深处,你开始脱离现实世界,变成一个梦游者,在梦境中摸索着前行。但其实,已经有人在你之前很久,行走过这个空间后,又消失在时光的黑暗中了。

在法国东南部,曾经有三个探洞者发现了一个神秘洞穴,洞壁上有精美的绘画:愤怒的熊,宏伟的骏马在奔驰,犀牛间激烈的搏斗。一些古代的动物,有些我们从来没看过,它们早已灭绝。

那是三万二千年前,一位不知名的艺术家用木炭画出的大部分画,没人知道关于他或她的故事,但有一件事可以证明这个艺术家的存在:他或者她留下了无名指略微弯曲的一只右手印迹。

三万二千年!时光就这样静静地储存在洞穴里,直到一束电筒光打了进来。

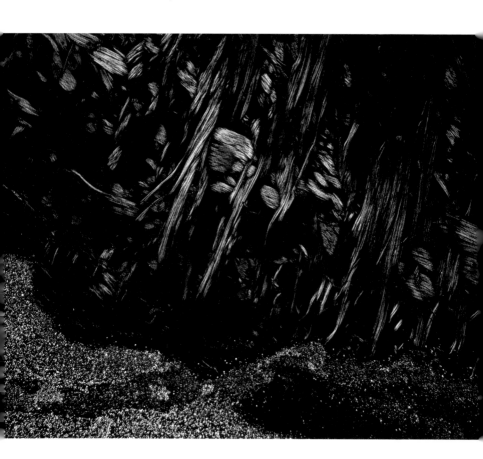

## 045

**红幡** 横纹肌组织切片,×40,偏振光,2013

下方星点斑斓的区域为封片胶,上方为纵横交错的
肌肉束

我将这个画面,看成是无机世界与有机世界之间的对峙。

画面中的这种对峙,有某种诡异的紧张感,它表现在红色肌纤维的紧紧交织与绞缠,和黑色矿物质的漠然以对。前者似乎在缓缓移动中,蕴含着突然爆发的力量;后者以静制动,以简制繁,如老子所言:万物之始,大道至简。

生命,就这样从诞生它的物质世界表面刮擦而过,画面下方那粗粝和坚硬如火山岩沙砾的黑色表面,象征了物质世界的冷漠无情。那一份由摩擦带来的痛感,你可以从红色肌纤维下方,触面端的破碎与痉挛中去感知。

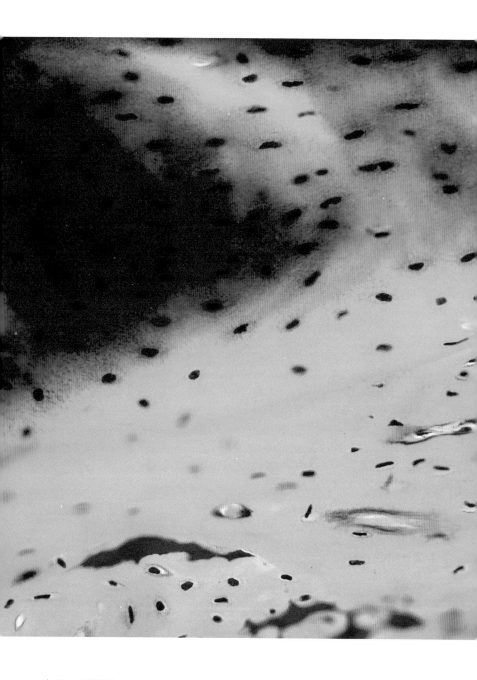

## 046

**一抹浓淡** 脱钙骨组织切片,×200,明视野,2012

骨组织需要脱钙软化后才能制作组织切片,因其钙化程
度不同,特殊染色后出现浓淡深浅的微妙变化,蓝色的
骨细胞和少许尚未钙化的红色基质含蓄地混杂在一起

这颇似海中鱼群的景色,让我想起多年前,在夏威夷的哈瑙玛海湾
潜水时,脑海里冒出的那首诗:海湾下的眼睛。

我的脸,埋入蓝色的大墙
向里面,另一个世界窥视
的一刹那

耶稣
也停下了正在剃胡须的手,从云缝里
探头观看

阳光挤下柠檬汁,滴到
一泓蓝色鸡尾酒中,在里面
正举行一场
盛装舞会,或狂欢节游行

那叫红色鹦鲷的
西班牙舞娘，一路翩翩而来
蝴蝶鱼，蓝鹦鹉鱼
一群，又一群东京涩谷街头的少女

一只斑马鱼
啄着大脑状珊瑚上的海藻
目光，穿越三亿七千多万年的记忆
瞪着你

同样的眼睛
静静陈列在鱼市的贩摊上
瞪着你

那哀伤的目光，也曾来自千余年前
飞尘中，蹒跚前行着的
古代羯族军队的活动军粮仓：双脚羊
少女队伍里的
脸庞

鱼和少女
的眼睛
在问

求求你，能不能在吃掉我之前
再看我一眼

然后告诉我
我，美吗

我突然发现
原来自己被困在无边的咸涩泪水中
于是赶紧翻身
朝上

却看到
耶稣，深深地低下头
躲进了云层

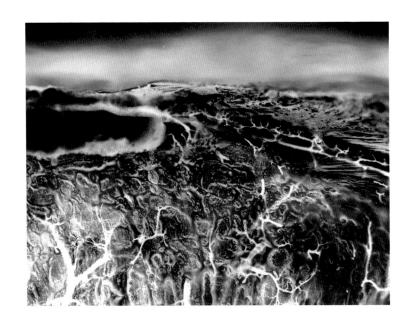

## 047

**记忆的性质**　灌墨血管及肌肉组织切片，×40，明视野的负像，2012

这里聚焦的是组织切片与封片胶的交界处，常常为同行们所忽略或视而不见的角落

在我的想象中，这是潜艇舷窗刚刚从海面升起的一刹那间。

海浪还在拍击玻璃窗面，夜幕开始降临，天空现出阴郁的深灰色，如同一块徐徐笼罩而下的裹尸布。是的，我正在借了死神的眼睛，去到海面上搜寻那些即将葬身大海的人们，如果我是七十多年前大西洋里，一艘德国潜艇上的指挥官的话。

二战的大西洋战场上，德国潜艇一度占据了绝对优势，那些凶恶的 U 型潜艇和著名的狼群战术，曾经几乎绞杀了所有通向英国的运输航线，让英伦三岛孤悬海上，这差一点断送了日不落帝国的命运。在大西洋海战中，同盟国损失商船总吨位的四分之三以上，都是被潜艇击沉的。在丘吉尔的回忆录中，大英帝国被形容成一个潜水的人，他赖以生存的通气管正在被一群鲨鱼咬啮，生命岌岌可危。丘吉尔说的鲨鱼群，就是指德国潜艇。

一次狼群战术的经典场景，常常是这样的：一艘德国潜艇在海上发现了一支运输船队，这艘潜艇一面紧紧跟随，一面向总部发报。很快，在这片海域附近的所有德国潜艇，立即如同闻到血腥味的鲨鱼一般，迅速向这里靠拢，准备实施结群作战。夜幕降临后，在微弱的星光下，这群狩猎的饿狼各自升起潜望镜，开始对茫然未觉的船队发起了鱼雷攻击。商船触雷声此起彼伏，爆炸的声响一直持续到天亮，潜艇时而潜入水中，时而又浮上海面，攻击，闪避护航军舰，再攻击。海上遍布船骸、尸体、物资，空气中弥漫着焦糊的火药气味，海面燃起大片火光，落水的人们不是葬身火海，就是溺毙。灾难在第二天夜色升起时再次降临，潜艇趁着夜色又开始攻击，直到打光潜艇上所有的鱼雷，狼群才停止屠杀，悻悻离开，留下如同地狱一般凄惨的景象。

后来，随着美国的参战，盟军大大加强了护航力量，雷达、新式声纳、深水炸弹等武器开始大量装备，大西洋海战局势开始逆转。后来，德国潜艇的战损率竟达到了惊人的三分之二以上，基本上是出海三艘，只能返航一艘。往日扮演死神的狼群，变成了被紧紧追猎的丧家之犬，U 型潜艇也成了铁棺材的象征。

我曾经在挪威海岸外，浩瀚的大西洋上，凭吊无数葬身海下的亡者，海洋就像一片没有墓碑的空旷坟场。我望着宁静的海面，想象我是货船上那第一个，绝望地看见一只潜望镜朝我升起的水手。

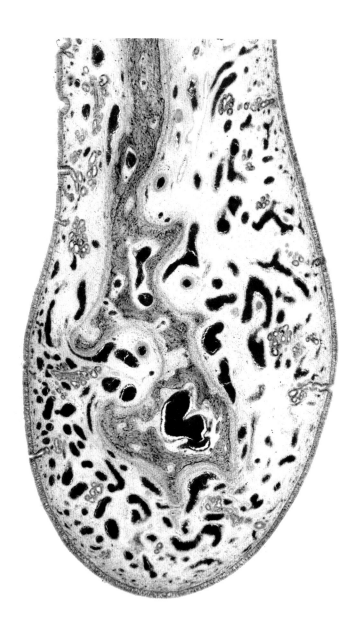

## 048

青花　脱钙鼻甲组织切片，×12.5，明视野，2011

中央青蓝色的骨小梁结构，支撑了周围的纤维、血管、分泌腺等软组织，其外围被覆的一层呼吸道黏膜，一起构成了一个软硬有度、光滑润泽的鼻甲瓣

　　宋人杨万里，已经为这幅在他之后八百多年才出现的作品，写好了以下的诗句：

　　窗底梅花瓶底老，瓶边破砚梅边好。

　　香港大学的好友郑立武教授，给我讲过一个故事。

　　半个多世纪前的一个深夜，中原某城市的一处深宅里，一老一少两位女性正在黑暗中紧张忙碌着。她们黑着灯，把家里那些传世的珍贵古代瓷瓶用棉被裹起来，然后用锤子敲成碎片，为的是不让邻居听到声音而去告发。夜深人静，那一声声碎裂的闷响，还是让她们心惊肉跳。然后，她们悄悄出门，分头找僻静的地方偷偷将那些碎瓷埋了。

　　这两位女性，就是郑教授的祖母与母亲。

　　听他母亲说，有两个半人高的明代祭红花瓶，就是她一锤子一锤子在棉被里敲碎，然后一小包一小包、一晚一晚偷偷拿出去埋的。

祭红,是明初永乐宣德年间,景德镇瓷工创造的一种名瓷。娇而不艳,色泽深沉而高贵。古代皇室用这种红釉瓷做祭器,因而得名祭红。古人在制作祭红瓷时,很名贵的原料如珊瑚、玛瑙、玉石、珍珠、黄金等都在所不惜。因烧制难度极大,成品率很低,后来不知道什么原因,祭红烧制技术还莫名其妙地失传了。因此祭红现在极为难得,传世稀少,身价非常高。在景德镇陶瓷馆的近万件藏品中,居然只有九件半祭红,其中半件还是残缺的。

白居易有诗云:大都好物不坚牢,彩云易散琉璃脆。人间有罪,美器何辜,竟然动辄代人类受过,可怜,可叹。我曾经很纳闷,为什么古人非要做出这些一碰就碎的美好物事。现在想来,名瓷是当作了我们文明的一个喻体。每一个传世瓷瓶最后粉身碎骨的故事,都在提醒我们:人类一路走来的文明,其实是有多么的脆弱。

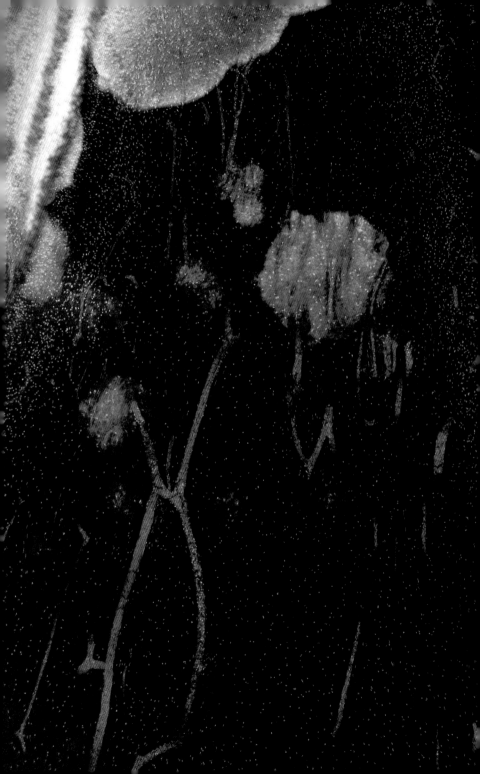

紫雨 牙髓及髓石组织切片,×100,荧光,2011

> 牙髓组织中的髓石和血管,在荧光下惊现紫色的云朵和
> 紫红色的雨丝

这是本书中,我观赏最长久、却下笔最迟的作品之一,因为它的瑰丽与奇幻,构成了迷一样的景象。

画面中的一切,都在冉冉飞升之中,远近的球状物体,似乎与左上方的巨大球面同质,都是蓝色的。纷乱的丝状紫红色,加强了球状物向上飞升的动感。我知道这是牙髓腔的切片显微影像,但我还是想寻找它非医学的喻体,一种在完全不同时空里的美学呈现。

首先,我想到的是土星那美丽的光环。土星环由太空尘埃、岩石和冰组成,天文学家猜测或许是一颗星球运行到土星的附近,被土星巨大的潮汐力所撕碎,演变成了一个环,也或许是一颗彗星撞上了土星的一颗卫星,它们的碎片环绕于土星,形成了土星环。它在太阳光的照射下,形成了动人的明亮光环。

2004 年,一个叫卡西尼号的太空探测器,在经过六年多漫长的太空旅行后,来到土星上空,它两次穿越土星光环,对光环作了近距离观察。你可以想象,当时你就骑在卡西尼号上面,目睹了土星环那惊人的美丽。你的耳边,开始响起了霍尔斯特那嘹亮激越的行星组曲,这画面,是不是太美?

当然，根据神学家阿拉丢斯的理论，土星环是由耶稣儿时割下的包皮升天所变，那么你在穿越土星环时，因为亲近了神子耶稣，会不会变成伯尼尼的著名雕像人物，《心醉神迷的圣特瑞萨》那样，激动到直接晕了过去吧。

其次，这个摄影作品唤起的另一个意象，却是一首唐诗的起篇：春江潮水连海平，海上明月共潮生。在南太平洋中，每到春天的月盈之夜，庞大珊瑚礁上的亿万渺小居民，珊瑚虫们，会相约来一场盛况空前、完美同步的年度产卵活动。这是大自然中，规模最大的一场生命野合与狂欢。

在春季里，满月后的头几个晚上，当水温足够温暖，雄性珊瑚虫会释放大量精子，如烟如缕，随水流飘荡。这些精子会缓缓浮至海面，邂逅雌性珊瑚虫排出的卵子，形成珊瑚幼虫，去寻找它们新的家园。这一幕延绵上千公里的海洋壮美景色，更像是一场盛大的节日烟花，在幽蓝的夜空里缓缓绽放。

你看，就连最卑微的生命，也能够去感受爱的激情。

050

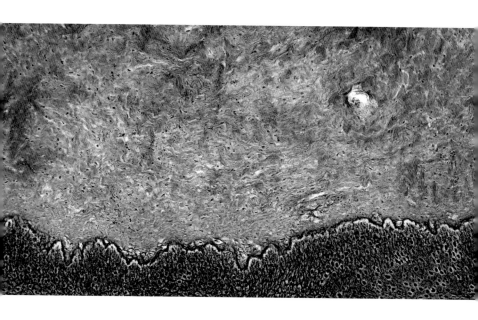

**入夜**　口腔黏膜上皮组织切片，×100，明视野＋偏振光，2017

下方为黏膜上皮，上方为黏膜固有层，又是一个不同组织的交界处，显微镜在不同组织和不同介质交界处的停留，常常会有脑洞大开的发现

这一片果园和天空的意象,因为天空里充盈了纷乱的蓝色湍流,而让人着迷。

我们的肉眼看不到这样的天空,只有梵高的星空画才有相似的景象。而科学家们惊奇地发现,梵高画出的星空卷涡,非常巧合地遵循了自然界中湍流的数学结构,也就是通过数学家柯尔莫戈洛夫的湍流模型,计算出的自然湍流。这与其说是巧合,还不如说是梵高很可能对大自然有着异于常人的感知能力,他只有在精神错乱时期,才画得出星月夜这一类有湍流卷涡的作品。

这个世界,有太多奇妙的事物在等着我们去发现。

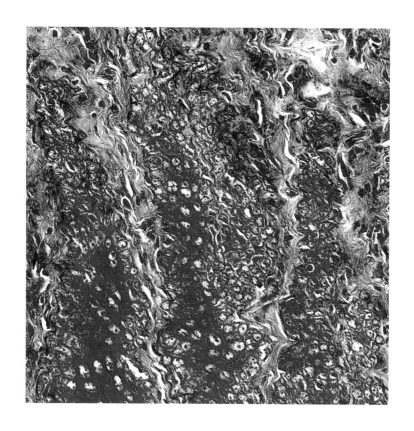

## 051

**热海** 口腔黏膜上皮组织切片，×100，明视野，2011

> 经 Mallory 染色，上皮一片鲜红，相邻的结缔组织一抹
> 青蓝

我愿意将这幅作品,看成是梵高在最疯狂时的画风,他在创作《星空下有丝柏的道路》时,所有景物还是它们本来的色彩,而在这一幅显微摄影中,我见到了梵高特有的短碎笔法,但树却成了酒红色。它让我想起了梵高的另一幅名作,《红色葡萄园》,这是他在生前唯一卖出的画作,我在圣彼得堡的冬宫博物馆里有幸见过。在画出这片诡异的红色葡萄园后仅仅一个月,梵高就在疯狂中割下自己的一只耳朵送给了一位女孩。

　　所以,如果梵高恰巧是在极度疯狂状态时,走过那条有丝柏的道路,为什么他就不可能将那些火焰状的丝柏树画成红色,就像这幅摄影作品呢?

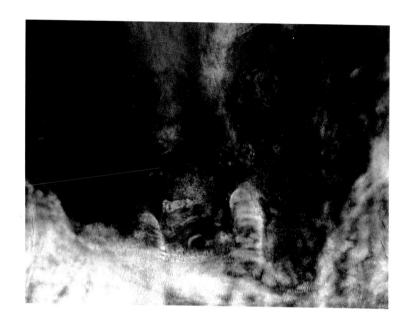

## 052

混沌 未脱钙牙齿磨片，×100，偏振光，2013

牙釉质磨片的局部，其棕黑色的区域可能为早期龋脱矿所致

迷人的作品,可以让你生出无尽的想象,尽管这想象如无的之矢,破空之后,消失无踪,但它终究激荡了你的心弦。

你的视角,是自头顶而至脚下的俯视,似乎你的眼光,正从一只不知名兽类的头侧看下去,它体表那细密的绒毛清晰可辨,两只前爪挨着洞壁。前方,可能是洞口外一方狭长的夜空,依稀见到银河在其中微弱地闪亮。

那么,这是一只蜷缩在洞中的兽类了。看它长得那么细密整齐的绒毛,是准备过冬了吗?

想起了《尚书》开篇的创世神话中,尧帝命人分赴四方,各司春夏秋冬四时。其中,以白昼最短的那天为冬至,以昴星见于正南方时作为确定仲冬的依据。这时,人们开始居住在室内取暖,鸟兽也长出了细密丰盛的绒毛。

那时的华夏上古帝王们,正在以天地自然的变化秩序为参照,开始建立政治和人文的秩序。所以,鸟兽随四季而变化的皮毛,也成了古代圣人的观察对象。

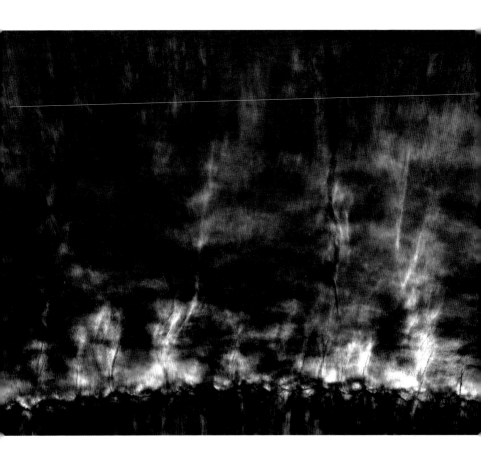

## 053

**跨界** 未脱钙牙齿磨片——釉质牙本质界,×40,偏振光,2013

> 这是牙齿中两种硬组织——牙釉质与牙本质的交界,从牙发育的时间顺序来看,这里是牙齿硬组织最早形成的地方

这是一个透着诡异的交界面,在那里,青白色的光焰,如同鬼火飘曳而上,然后化为深红,隐没在黑暗之中。如果你在梦境里看到这个交界处,你会认为你到达了冥界。

古希腊神话中,在冥界的入口,湍流着数条冥界之河,其中一条为火焰之河。柏拉图把它描述为"一股火的溪流,它绕着地球,流进地球的深处。"

人,是在进化中多少挣脱了本能限制的一种兽类,这意味着,如果他想作恶,他就可以作出比禽兽大得多的恶,除非他心中有所敬畏,行善亦如此。于是,在每一个古代文明的神话体系中,为了用惩恶扬善来教化人类,天堂和地狱携手出现了。

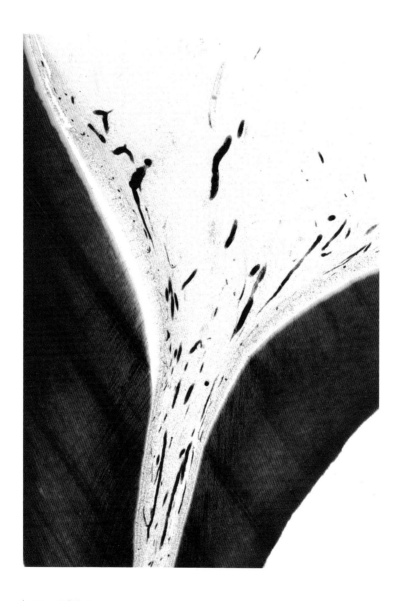

## 054

**绽放** 牙本质及牙髓组织切片，×12.5，明视野，2012

切牙牙尖部的图像，周边致密红染的牙本质保护着中央娇嫩柔弱的牙髓组织

它如同近观一个火山口喷发的写意画，你只能在想象中见到那一幕，因为没有任何生物的眼睛，或者摄像头能捕捉到它。

在短短的时间内，通红的岩浆从火山口向天空喷射而出，然后在浓烟滚滚的空中变成无数枚火红的箭矢，射向大地上的众生世界。

我愿意将它想象成，近两千年前维苏威火山口开始喷发的那个瞬间。在那个夏日的午后，庞贝城的大街小巷还是人来人往，生机盎然。露天剧场里在上演古代神话戏剧，竞技场上搏斗士在观众的哄闹声中彼此拼杀着。这时，那火红滚烫的命运之矢，已经从地狱深处突然密集射出了。

庞贝古城，我曾在它被火山毁灭的废墟上行走过，看着那些瞬间死去的人类遗骸，我耳边悄悄响起一句话："尽情享受生活吧，明天是捉摸不定的。"它刻在庞贝城出土的一只银制饮杯上，刻出这句话的庞贝人当时却并不知道，死亡真的即将大规模到来。这只银杯被挖掘于存放葡萄酒的房间内，同时被挖掘出的，还有横陈在酒杯旁的一具女性的遗骸。它穿越了近两千年的时空，告诉后来者，趁还来得及，一口仰干你的杯中物吧。

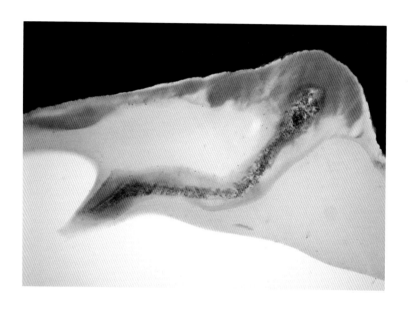

## 055

意外 常被视而不见的组织切片角落, ×40, 明视野, 2012

一抹金黄,从更浅的鹅黄之上,向着上方进行了一次波浪式翻涌,那是生命之初的喜悦,还带着毛绒绒的稚嫩感。

看到它,你会想到什么?刚刚出壳的小鸭?对,那是阳光下一个摇摇晃晃的新生命在起步;但它也许是一片花瓣的边缘,刚刚在风的抚摸下,迟疑和羞怯着,向世界初绽开放。它隐喻的是黄毛丫头,或是黄花闺女?

也许,新的生命特意选用了嫩黄,来触动你内心的柔软之处,那个叫做"怜幼触发特质"的地方,让你莫名生出一股疼爱。你看,为了得到成年生命的怜悯与关爱,这些小家伙们也够狡猾的了。

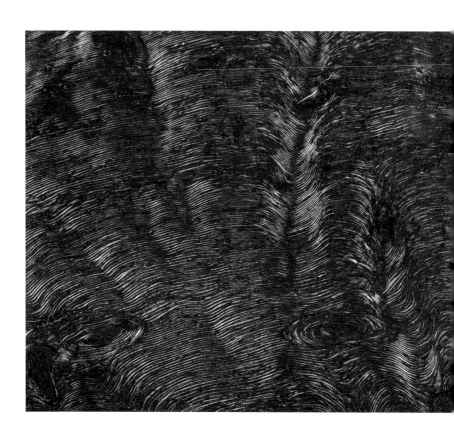

056

**发结** 脱钙密质骨组织切片，×100，偏振光，2017

密质骨中的板层骨结构

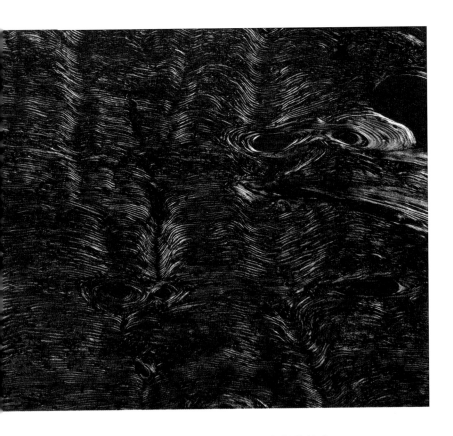

这幅作品，有几分类似火山岩的一种，绳状熔岩。

绳状熔岩，或火山绳，是火山岩浆喷发出到地表，顺坡而下，冷却凝固的表皮受到内部尚在流动的岩浆的作用下，推挤、扭动、卷曲而成的自然纹理，似波状起伏，或似绳索盘绕铺地。

世上最大规模的玄武岩喷发，是在海底的大洋中脊。大西洋海底的喷发扩张缓慢，相当于我们手指甲的生长速度；太平洋海底的喷发扩张较快，相当于长发姑娘的头发生长速度。

所以，你还可以将这幅作品想象成，一位少女盘起的满头青丝。

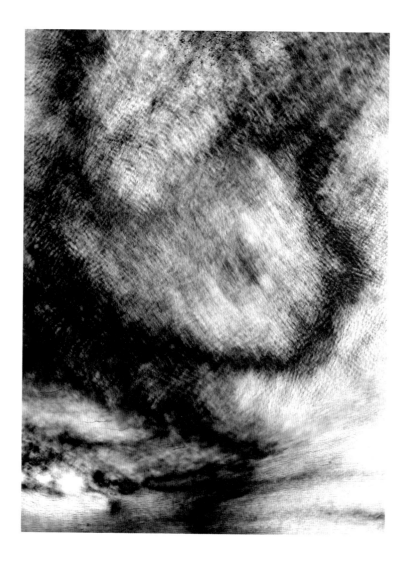

## 057

**随风** 未脱钙牙齿磨片——根部牙本质，×100，偏振光，2013

位于牙根部的牙本质常有排列不规则的区域，此图下方可见牙本质小管的规则走向，但上方大部分小管却变得纵横无序，变幻莫测了

我在纽约大都会艺术博物馆，见过厄尔·格列柯画出的一片四百年前的天空，那是笼罩在一座城市上空的、暴风雨将至的景象，乌云的狂乱与狰狞感，令观者触目惊心。

这幅作品同样让我联想到天空，但它却是一片历史天空的意象，充满了波谲云诡，风从不同的方向吹来，云团被无形的手挤压、堆塑成形。那是一只表现历史意志的无情之手，在肆意的粗暴中，任性涂抹着无尽岁月的天空。让渺如微尘的我，生出一丝战栗感。

雷雨　灌墨血管及肌肉组织切片，×100，偏振光的负像，2013

> 其实不需再多解释，只想强调事物的反面常常在意料之外

我不确定这是不是英国作家王尔德写的一首诗，但它确实写出了这幅摄影的意境：

《闪电》
夜晚的怀抱里
藏着这么多的光芒，和瞬间的死亡

没有防备的苦难，被驱赶着
升上平凡的天空

乌云。暴雨。雷鸣
困顿。沉闷。茫然
一旦现身时，竟藏得更深

如果能把那些闪电收进心里
就会更了解天空，并和天空中的黑暗相知

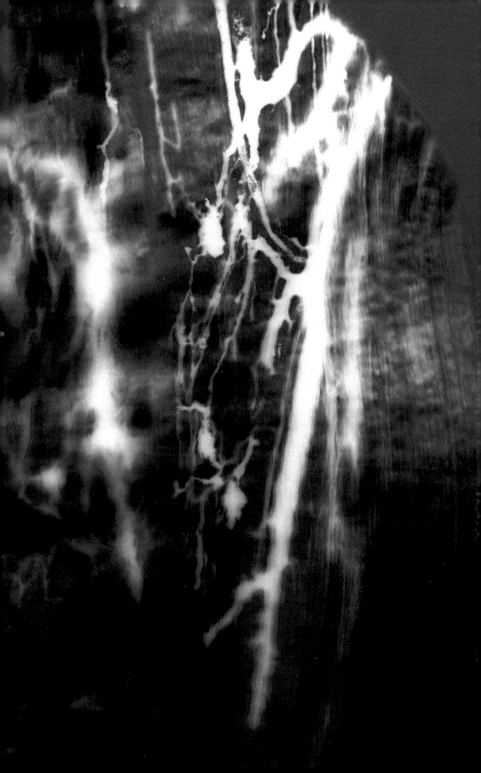

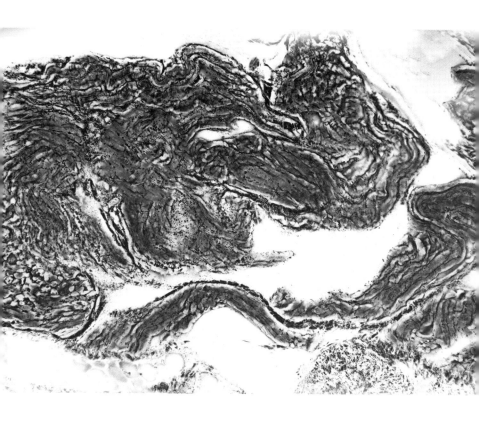

## 059

山水  银染横纹肌组织切片，×100，明视野，2016

横纹肌包括骨骼肌和心肌，此图显示的是银染的骨骼肌，它因可受躯体神经支配而被称为随意肌，这种称谓可以此图为证。顺便说明一点，心肌受内脏神经支配，属于不随意肌，看来"随心所欲"可能是民间误传

夜宿近水的一户三峡人家,辗转难眠。晨起独对雾中峡江,只见黑影憧憧,那是山川巨物向我逼面而来。灯影峡口的石牌要塞抗战遗址,在晨雾中时隐时现,当时口占一赋。后观此摄影作品,恍然忆起当日所感:

四面绝壁,如坐深井,

云行雨住,雾移山影。

虫声鸡鸣,山幽水静,

云里人家,波间舟行。

雾隐石牌,天覆英灵,

高高摩崖,沉沉巨浸。

岩如白骨,揽江为镜,

猿声远遁,西窗烛隐。

我心怅然,凝目低吟,

滚滚逝者,急急光阴。

唯有性灵,如孤灯明,

破空穿雾,夜峡独行。

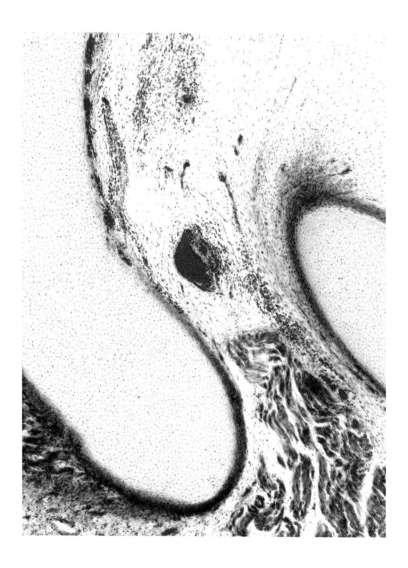

## 060

**太极**　发育中的软骨、肌肉和血管组织切片，×100，明视野，2013

两团处在发育阶段的软骨，被周围的血管和肌肉簇拥着

这是太极阴阳符号的一个变体。

在古老的中国哲学里，阴阳的概念用来描述自然界中，看似相反的力量如何相互联系，相互依存，相互转化。对立双方只能在相互联系中存在。

老子曰：万物负阴而抱阳，冲气以为和。

冲与和，在生命之物相向的流动中得到了完美的实现。

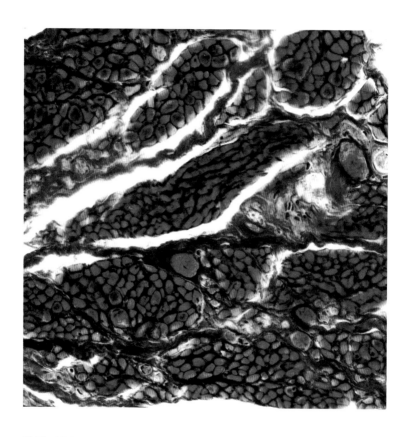

秋韵 横纹肌组织切片，×100，明视野，2012

经 Masson 染色后的肌肉，鲜红无比

有什么东西，比岩层中突然出现的宝石原矿，更让寻宝人欣喜若狂？

这如同石榴石晶体原矿一般的景象，它们就像一粒粒晶红的石榴籽一样，向你静静散发着地球岁月的光芒。

石榴石象征了忠诚，真情和坚贞。

荷马史诗中，希腊英雄奥德修斯出征特洛伊前，在和他美丽的妻子珀涅罗珀告别时，给了她一块石榴石，说只要保留它，心中就会有永远的思念。十年特洛伊战争结束后，活着的希腊英雄们陆续回国了，奥德修斯却杳无音讯，有谣言说他已死在途中。于是，珀涅罗珀一下子成了年轻富有的未亡人，引来众多求婚者。然而石榴石给了她忠贞的勇气，那闪耀的红色就是她爱人的血液，她选择了等待，直到奥德修斯终于出现在她眼前。

其实，在你的心脏里，有着无数颗石榴石的意象，它就是横纹肌。只要你相信爱情，你的心就拥有石榴石一样坚贞的力量。

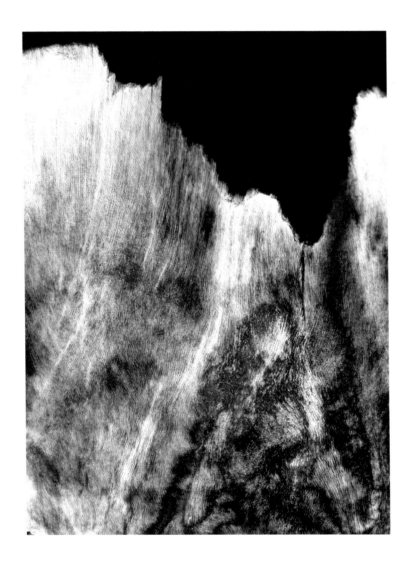

## 062

**冰川** 未脱钙牙釉质磨片，×100，偏振光，2013

牙釉质磨片过程中发生断裂，釉质中呈紧密排列的釉柱晶体依稀可见

这个画面的意象，是冰川下的火山。

两千二百多年前的某一天，南极洲大陆的白色动物们，正在茫茫冰原上悠闲地踱着步子，突然，它们感到脚下的冰面开始剧烈震动，随后，一幕壮丽的奇观出现在它们眼前：平坦的冰原上，塌陷出一个巨大的深坑，一股烟雾从坑洞里滚滚而出，垂直喷向高空，远远望去，是一个高达万米以上、不断翻滚的烟柱。但这个奇观并没有长久持续，烟柱消散之后，冰雪重新覆盖了深坑，在凛冽的酷寒下，南极又恢复了冰雪王国的原貌。

这是英国南极考察队十余年前在南极考察后，描绘出的一幅画面。在使用空中雷达对南极大陆冰层下进行地质探测时，发现西部冰原的冰层下，矗立着一座岩石火山，根据周围的沉积物判断，这座火山曾在约两千二百年前爆发过。

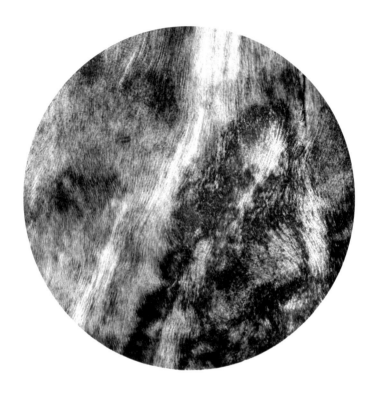

悲观者认为,气候变暖正在减少南极冰川的大小和重量,从而降低了对地幔的压力,使火山源产生更大的逃逸热量。一旦南极冰原下的火山爆发,岩浆会融化大量的冰川,导致海平面急剧升高,淹没来不及准备的海滨城市,无数人类沦为生态难民,为了生存不得不长途迁徙他乡。

乐观者认为,目前看来,冰层下的火山活动距离冰面至少有一千米,想要将这么厚的冰层融化,可是个不容易的活。即使有比较厉害的火山活动,就像两千二百年前的那次爆发,那么其情景也不过是和当时差不多,火山很有可能让冰原晃动一阵之后就自动歇息了。虽然会有一些冰川融化进入海洋,但是影响并不会太大。因此,为南极冰层下的火山爆发而紧张,完全是杞人忧天的想法。

其实,天地之间最重要的事情,就是你手中正在做的那一件事,别管南极火山啥时候爆发,先认真做好它吧。

063

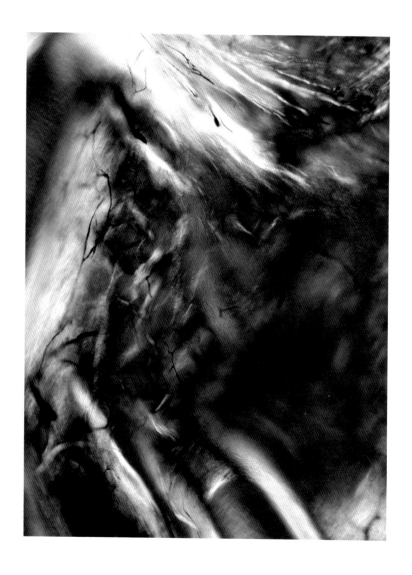

**某个时刻** 灌墨血管及肌肉组织切片，×40，明视野 + 偏振光，2013

灌注血管和周围的肌肉组织，偏振光映衬了组织的皱褶

你看到的是加拿大歌手，莱昂纳德·科恩那一句歌词的意境：

万物皆有裂痕，那是光照射进来的地方。

他用了苍老、粗励的嗓音，缓慢唱出这首歌，歌声中那一束穿过裂痕的光，如老人的手指向黑暗中颤抖着摸索过去，庄严中有哀伤。当我走在他出生的家乡城市蒙特利尔街头时，我在想，这个睿智、优雅却终身抑郁的犹太男人，他流浪的脚步踏上过这个星球的很多地方，他在希腊小岛隐居，在纽约秃山坐禅，在印度孟买修梵，但究竟是什么造就了这非凡的一个呢？

每当我看到这幅摄影作品的时候，我的耳边都会响起那个已逝的低沉嗓音：

There is a crack in everything,

that's how the light gets in.

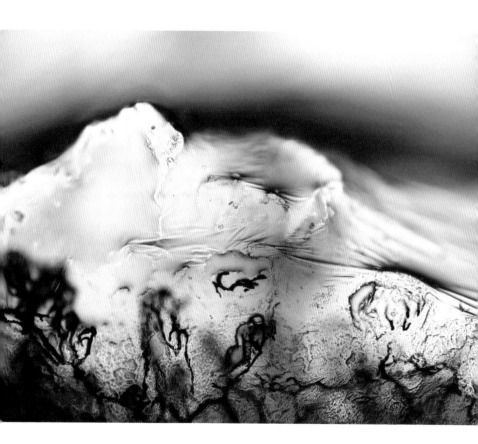

## 064

**远山** 灌墨血管及肌肉组织切片与封片胶交界处,×100,明视野,2012

显微镜再次停留在组织切片的边缘处,看来跨界融合是本图的巧妙之处

生命的最后一跃,凝固在时光胶囊里,变成永恒的舞姿。

我在九寨沟的五花海,见到过相似的景象。一泓静水,深藏了倒在湖中的无数巨木,那水体空明澄澈,仿佛水晶棺,入殓了那些倒下的参天大树。

我以为,大概这些古木将一直沉睡千百年不被惊扰,就像我在火山毁灭的庞贝古城里见过的,那些姿态各异的人类遗骸。却不料我离开九寨沟不过数周,一场大地震就在那里发生了。五花海那水晶柜一般的水体,连同它的珍贵收藏一起,统统面目全非了。

诸行无常,是生灭法,生灭灭已,寂灭为乐。

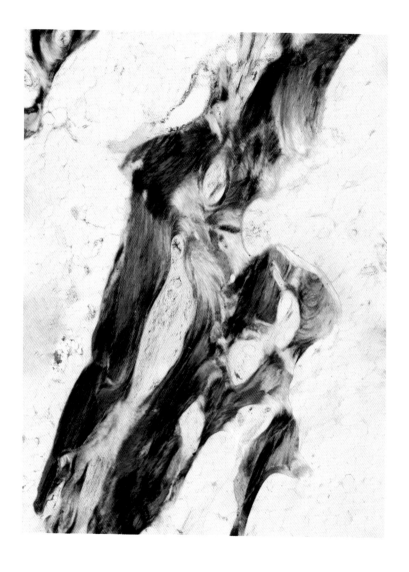

## 065

**舞者** 脱钙骨组织切片，×100，明视野 + 偏振光，2013

松质骨中的骨小梁，形似草书的"舞"字

这是一位舞者自由不羁的精魂。

一切关于舞蹈者肉体的征象：让你想入非非的曼妙身体曲线，带着表情的脸孔，等等，在画面中统统都隐去了。你看见的，只有呼啸的张力，与强烈的动感。金色是力量的瀑布在强悍地流动，蓝色是承接这冲击的河底岩床。空气在自由狂放的舞蹈旋转中，被激荡成无数小漩涡。

我想起了伊莎多拉·邓肯，这位近百年前的舞蹈家，清新得像森林女神一样，薄纱轻衫、赤脚起舞，蔑视一切舞台上的清规戒律。在她的眼中，自然界的一切都在舞蹈，且远比人类自由舒畅得多。她以大自然为师，创造了现代舞，从而在艺术舞台上实现了大道至简的意境。这幅充满张力与动感的作品，甚至可以隐喻女舞蹈家戛然而止的离世：坐在飞驰汽车上的邓肯，突然脖子上的长围巾被汽车轮子绞住，折颈而亡。

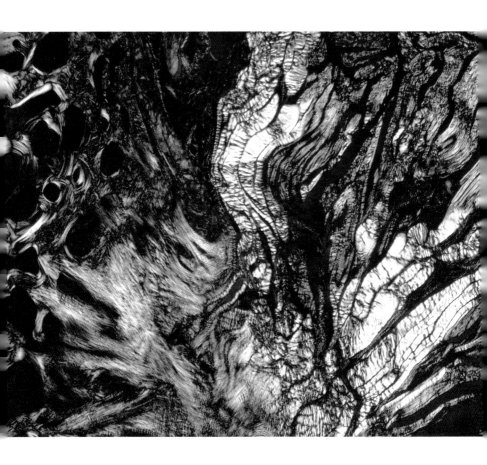

## 066

逢生　肌肉肌腱附着骨组织处脱钙切片，×40，偏振光，2013

　　左侧为骨组织，右侧为附着在骨膜上的肌腱和肌肉组织

看到这幅作品,容易联想到从空中俯瞰到的灌水梯田,与不毛之地的原始秃岩荒山,它们彼此紧紧相邻的一个意象。

数一数那些中国最美的梯田吧:云南元阳哈尼人的梯田,广西龙脊梯田中最美的瑶族梯田,贵州的苗寨梯田。它们除了唤起你的美学想象,还让你想到什么?

比如,为什么这些少数民族,都会选择生存环境艰险的西南群山而居,而远离适宜农耕的大河平原?

先看开拓了元阳梯田的哈尼人吧。哈尼族与彝族等少数民族,同源于古代羌族,原先游牧于青藏高原。两千三百年前,秦国迅速扩张,古羌人游牧群体受到攻击,流散迁徙,哈尼族曾在大渡河畔定居农耕,后因战争等原因被迫再度迁徙,进入云南哀牢山中。

再看苗族和瑶族。他们同属古代九黎人民,原来居住在黄河中下游一带,是中国较早进入农业时代的族群。然而,在一场决定性的战争中,他们输掉了,这才开始了向西南方偏远贫瘠、人类生存艰难的大山深处的迁徙。

这一场战争,就是涿鹿之战,发生在四千六百年前。

原居于南方,后北上中原的九黎族,与以黄帝为首的华夏部落发生了冲突,这两大人群为了争夺适于牧猎和耕作的土地,在今天的河南、河北、山东交界地带相遇,最终在河北省的涿鹿之野展开了一场战争。黄帝先联合炎帝的部落,再擒杀了九黎族群的大酋长蚩尤,获得全胜,成为中原各部落的共主,也成了华夏人民的祖先。

而蚩尤的子孙,就被迫艰难跋涉到了西南边远的群山之中,依靠原始的刀耕火种,开垦出世代维持生存的山坡梯田。苗族和瑶族长期以来尊蚩尤为始祖,把他当作祖先和英雄加以崇拜,一如我们对黄帝的崇拜。

如果涿鹿之战,是华夏部落的黄帝输掉了,那么今天,跑到山里来看梯田风景的就是苗瑶彝人,或者哈尼人了。正在一方狭小的梯田中来回扶犁鞭牛的我,会向胜利者蚩尤的后人挥挥手,然后在战败的汉族祖先传给我的贫瘠山地上,默默地耕作下去。

所以,每一次文明转折之战中,战败离场者,都是主流文明人群失散了的人类兄弟。爱他们,就是爱我们自己。

这,就是名叫《逢生》的作品,给我带来的历史与人类学思考。

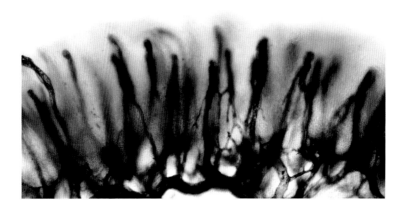

**形色** 灌墨血管组织切片, × 200, 明视野, 2012

灌注血管切片的一个局部

瞳瞳黑影, 一群抽象化了的人, 没有脸孔, 没有性别。长长的队列, 沉默地行进, 无声的消逝, 卑微如原上之草, 在野火与春风中, 经历着无尽的死生循环。

他们是, 历史书里从来只用一个集合名词提到的, 这个星球上无数过往今来的人类生灵: 人民。卡夫卡替他们全体说出过一句话: 他们从黑暗中来, 又在黑暗中消失。

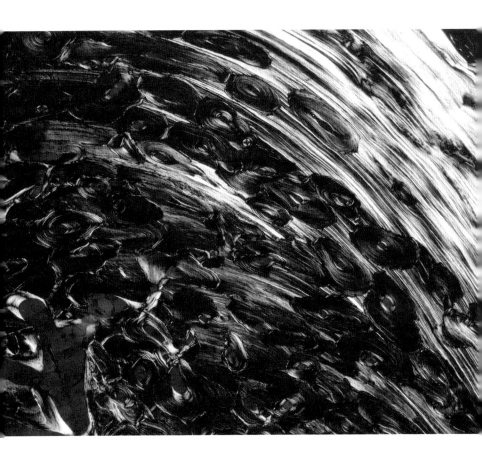

## 068

风骨 No.5　脱钙骨组织切片,×40,偏振光,2013

密质骨,偏振光突显板层结构和多个同心圆的哈弗斯系统

一道金属光泽的流瀑,从右上方汹涌流泻而下。其中隐约现出寥寥几个漩涡,然后渐次向左,流瀑中飞出的漩涡越来越多,以致后来只能从它们的间隙中,才能窥见到瀑布的身影。到了右下角,就只有悬浮在蓝色虚空中的金色卷涡,完全没有流瀑了。

从流瀑渐变到卷涡,完成了由只能去追随引力的落体,变成只需追随自身内禀性质的自旋体,这么一个过程。在我眼里,它是从一个相对的存在,变成了一个绝对的存在,这也就是,自在状态的实现。

我想到了那位印度哲人,克里希那穆提,他的一句教诲:人人皆有能力靠自己进入自由的了悟领域。

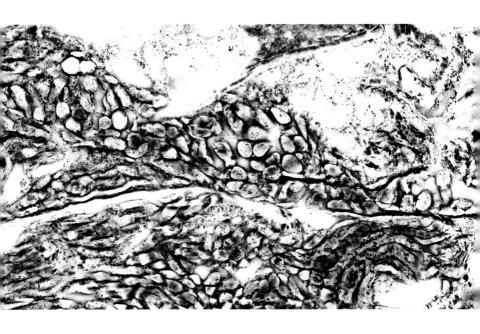

## 069

**寒山长卷** 银染横纹肌组织切片, ×200, 明视野, 2017

> 横纹肌束的纵切面和横切面相互交织, 右上角还有老
> 化的封片胶的痕迹

它好像是, 褪色和有水渍痕的古代水墨山水画, 其中的某个局部。

好像是在宾夕法尼亚大学博物馆, 见过几乎整面墙长的古中国山水壁画, 气势既极恢弘, 用笔又极工整, 行走在山水之间的豆人寸马, 几乎须眉可辨。

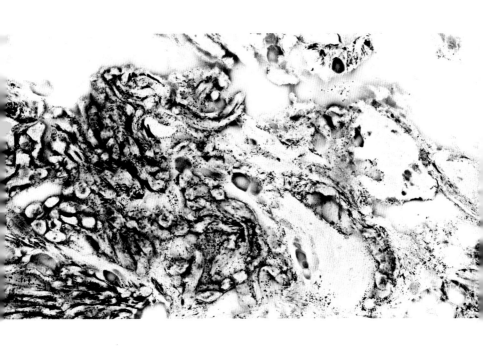

　　一笔一笔,那些古代中国文人,无论在庙堂之上还是江湖之远,他们都用狼毫或兔毛做成的笔蘸上墨,画出他们眼前,或者心中的大地山川。每一幅画都是一场精神修炼,一次心灵出尘之旅,他只有在完成这山一程,水一程的漫长跋涉之后,才能抵达他生命的彼岸,与这个世界重新合为一体。

　　这是所有热爱山水的中国文人的梦想,如庄子言:

　　天地与我并生,而万物与我为一。

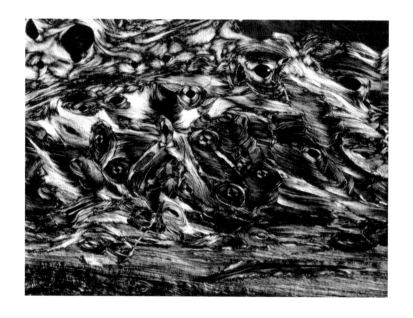

## 070

眼界　脱钙骨组织切片，×40，偏振光，2013

密质骨的一个局部，偏振光下呈现的一个个圆形的哈弗斯系统散在分布于板层骨之间

一只只贪婪之眼,将天空挤满到扭曲。它们紧紧盯着你,仿佛你已经是这群金色饕餮的盘中晚餐。

黄金眼,人类贪婪天性的完美象征。看到它,我想到的是,人类社会发展到商业文明时代,诞生出的那个最邪恶胎儿:传销。

电影《华尔街之狼》里,妻子问乔丹·贝尔福特:为什么不去骗有钱人而去骗穷人?他说:你傻啊,有钱人的钱那么好骗吗?这位骗子说的没错,确实,做传销的绝大多数是穷人,因为,他们穷得只剩下亲情了。这,就是传销最黑暗的本性所在:它拿人伦亲情当成最后的金矿下手。你这一铁镐狠刨下去,喷溅出来的是你亲人的鲜血,这,已经突破了人类这一物种最后的底线了。

金字塔计划,就是传销的别名,它在中国造成了巨大的社会危害。这类骗局的显著特点,是将金字塔式操作与类似邪教的洗脑相结合。受害者一旦进入公司,大家都吃住一处,唱歌打气,骗亲坑友。

为什么传销起源于西方,却兴旺于中国?不得不说,我们的这片土地上,有太多同胞缺乏人类常识,没有辨别是非的能力。社会病了,传销,只不过是乘虚而入的继发性感染病菌。

写到这里,对面写字楼的某个房间里,又传来那一群可疑的人们日夜不停的整齐吼叫:好,好,非常好!随之而来的是热烈掌声与激昂歌曲,荡起一串串空气漩涡,如同一只只看不见的贪婪之眼,飘荡在九月燥热的南国都市上空。

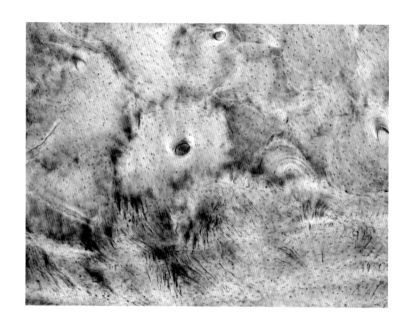

## 071

**雨后** 未脱钙骨组织磨片,×100,明视野,2013

密质骨,其中被围成的哈弗斯系统已多次提及,所不同的是在透射光的明视野下,板层结构不再突显,遍布画面的小"雨点"为骨陷窝,其中含有骨细胞。所以说摄影是光影的艺术,而光影显现的不一定都是真相

一窝小野兔,隐身在秋天的枯草荒原里。你试着数一数,四只眼睛,是不是代表四只侧着脸朝向你的机警小兔子呢。

　　想起加拿大人西顿的动物小说中,野兔一只耳的故事。兔妈妈教小野兔:不要出声,趴下别动,变成石头或树。它们万般小心,一次次躲过了老鹰、狐狸、猎犬与人的追击。看到这几只躲在草丛中的小野兔,你是不是也动了一颗恻隐之心?

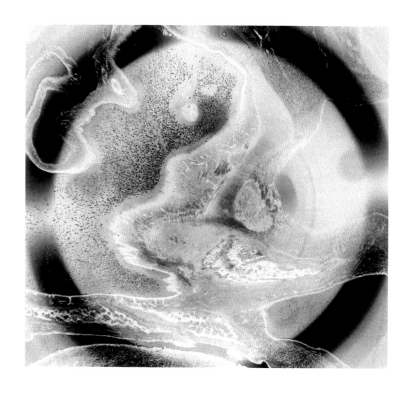

## 072

幻影　鼻腔黏膜上皮组织切片，×12.5，错用聚光镜后的意外影像，2013

这张图片一看就感觉是什么错了，有时候错了就对了

婵娟。

婵娟的含意有三:

其一为形容姿态曼妙优雅。唐人孟郊有诗云:花婵娟,泛春泉;竹婵娟,笼晓烟。元人散曲曰:腰肢袅娜,体态婵娟。这幅作品中那些轻飏的舞影,就是写照。

其二为形容美人。南唐后主李煜,悼念他那位亡故的美人大周后时写出了:浮生共憔悴,壮岁失婵娟。清人孔尚任的《桃花扇》里有:一带妆楼临水盖,家家分影照婵娟。

其三为指代明月。宋人黄庭坚有诗:鸳鸯浮弄婵娟影,白鹭窥鱼凝不知。他的老师苏轼那一首词更有名:但愿人长久,千里共婵娟。

对呀,你看这幅画中,可不就是冰轮玉镜一样的圆月,和在月宫里舒袖起舞的嫦娥吗。

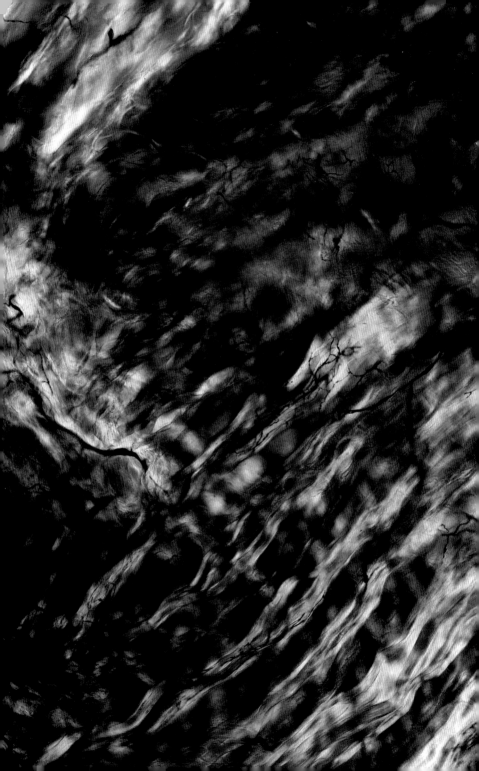

浴火　灌墨血管和肌肉组织切片，×40，偏振光，2013

灌注血管和周围的肌肉组织混合在一起，偏振光突出了
肌肉束的纵横交错

一个凤凰涅槃，浴火重生的美丽意象。

传说中的国度里，有一对神鸟，雄为凤，雌为凰。满五百岁后，集香木自焚，当凤凰接受烈焰的洗礼后，复从死灰中更生，从此鲜美异常，不再死亡。

从这狂风烈焰之中，你看到凤凰那一根根火红的尾羽了吗？

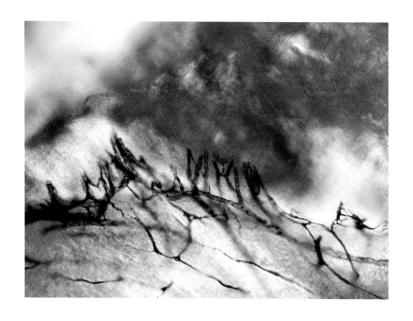

**无极** 灌墨血管及肌肉组织切片,×100,明视野 + 偏振光,2013

> 显微镜聚焦在灌注的血管上,其周围的肌肉组织便成为
> 了名副其实的背景

一个人的毁灭,就是一个世界的毁灭。如同你熄灭最后一盏灯,从此进入到无边黑暗。因此每个生命在告别人世之际,其内在的惨烈,不亚于一个浓烟烈火的战场。

　　我读着德国作家雷马克的《西线无战事》,耳边响起了铁丝网遍野的一战战场上,那可怕的喧嚣:

　　弹片夹杂在雨点中,在阴暗的空气中和黄色的大地上到处飞溅。受伤的人在混乱中凄楚、尖锐地叫喊着。那些伤痕累累的躯体一到晚上便呻吟着向夜幕哭泣。

　　我们被雨水淋着,浑身泥尘,粘满脏水。眼睛里湿汪汪地集流着雨水。我们都不知自己现在是否还活着。

　　这部伟大的小说,将战争对人的毁灭直接呈现给所有人看,死亡给生命带来的恐怖弥漫着小说全篇。这,就是为什么希特勒当年一上台,在全国性的焚书运动中,就立刻包括了雷马克的这部反战小说。因为这位嗜血的元首希望,他即将征召的二战炮灰,一定不能听到一战炮灰的清醒内心独白。

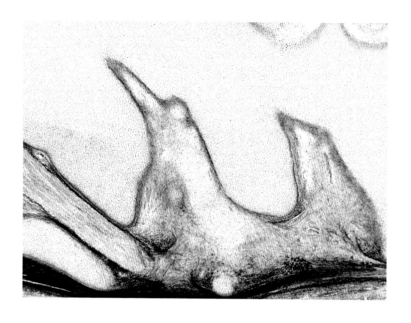

## 075

啼鸟　发育中的软骨组织切片,×12.5,明视野,2017

正在生长中的软骨组织与周围组织的分界线,恰巧勾勒
出一个仰天而鸣的鸟形

玄鸟，《山海经》记载中，古代传说的一种神鸟，初始形象类似燕子。

《诗经·商颂·玄鸟》："天命玄鸟，降而生商。"据说，黄河下游一个古老的夷人部落中，有一位叫简狄的女人，与二女外出洗澡时，看到有玄鸟衔着一枚蛋飞过，那枚鸟蛋坠落下来，被简狄得到吞下去后，怀孕生下了契，契就是商人的始祖。于是，玄鸟就成了建立商朝的商人的始祖了。

这只玄鸟，伏地据木，举首向天，鸟尾翘起，就像刚刚完成了一件惊天动地大事。请注意它身下那一枚蛋，半露在外，半被鸟羽覆盖。

如果你相信玄鸟生商这个古老的中国神话，那么你我的生命，都与你看到的这颗鸟蛋多少有关了。

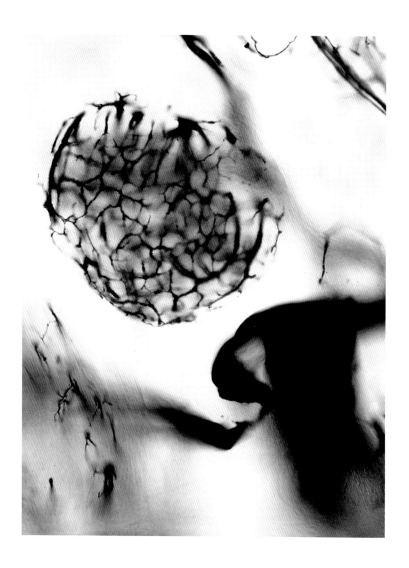

## 076

水墨 No.8　灌墨血管组织切片，×100，2012

灌注血管的局部，其中圆球状的结构为血管祥环绕着组

织出现的奇特光影


风滚草，植物中的吉卜赛人。

起风的日子里，你在戈壁荒漠中的公路上路过时，可以见到它。当干旱来临，它会从土里将根收起来，团成一团随风四处滚动。那是一种生命力极其强悍的植物，每次弹跳和滚动，都能在沿途留下种子。无论什么都不会让它枯死。总有一天，流浪天涯的它们，会找到适合自己生长的环境，然后发出新枝，冒出新芽，开出玫红色或淡紫色的花。

我本无家，心安处是故乡。这句话看来，不像是写给风滚草的诗，大半生都在路上的它，知道什么是故乡吗？

可是，为什么在我们的血肉中，有这位永远的流浪者的身影？

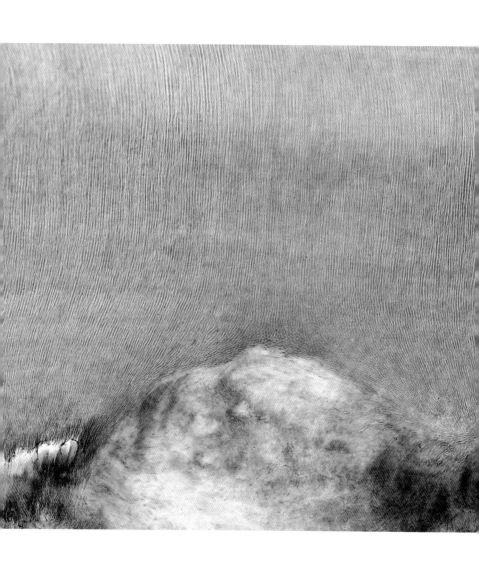

## 077

日照金山　牙本质与牙骨质交界处脱钙切片，×100，明视野＋偏振光，2016

> 下方斑斓红染的是牙根部的牙骨质，其上方排列有序的
> 是牙本质，其中细细的牙本质小管清晰可见

在新疆游荡的一个夕阳黄昏里，我来到了五彩滩。

去布尔津小城不远的五彩滩，在额尔齐斯河千万年的侵蚀切割，和狂风的吹磨侵蚀作用下，形成了神奇的雅丹地貌。雅丹，这个地理学名词，源于维吾尔语：险峻的土丘。

这里的岩石颜色多变，在落日时分的阳光照射下，岩石的色彩以红色为主，间以它色，五彩斑斓、妩媚绮丽。每当大风突起，沟壑里、岩石下，到处都会发出高低不同的怪叫声，让旅人生出神秘莫测之感。

这一片雅丹地貌上寸草不生，荒凉如宇宙太初，旷古混沌。滩后的额尔齐斯河，向北流经广袤的俄罗斯大地后注入北冰洋。这条孤独的河，始于荒凉，终于冷寂。

在这幅微观生命摄影的镜头中，我又依稀看到了那个遥远的雅丹地貌。

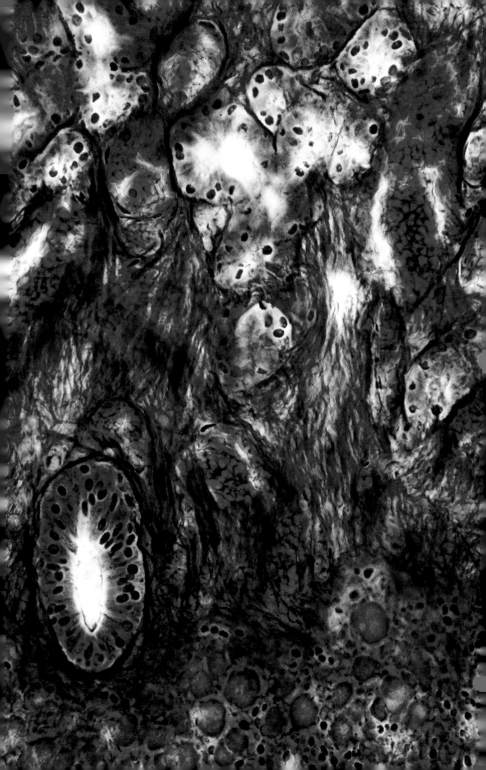

## 078

夜色　上颌窦黏膜组织切片，×100，明视野，2011

这是火棉胶切片所表现出黏膜腺体组织的特殊立体质感，散发着温暖和动荡的激情

花在孕育之中的意象。

按照维基百科的定义：花是被子植物的繁殖器官。那么，我们是在盯着看长得像一堆植物生殖器的东西了。

花的生物学功能，是结合雄性精细胞与雌性卵细胞以产生种子。这一进程始于传粉，然后是受精，从而形成种子并加以传播。

那么，原地不动的植物们，是如何去约会、烛光晚宴、行周公之礼的呢？不好意思，原来这一切过程，这些宅男宅女们都是请媒人代劳了，我的天哪，你们吓死宝宝了。

有些植物利用非生物媒介，如风，或比较罕见的利用水，当它们的媒人；而其他植物则利用生物媒介，包括虫虫、鸟儿、蝙蝠和其他动物。

动物们可不像红娘、昆仑奴这些热心于人类繁殖的助人为乐者，于是植物们就得绞尽脑汁，去哄着它们帮忙自己完成传宗接代的大事了。这些哄人代劳的诡计简直千奇百怪，我就只拿花们如何哄虫虫的几个骗局讲讲吧。

比如，靠食物。男花用花蜜招来虫儿，让它们在吃蜜的时候不知不觉滚了一身花粉，再去女花家里继续吃蜜，不小心又滚落了身上的花粉，于是这桩授粉的美事，就在皆大欢喜中完成了。

有些花，直接长成男虫虫的梦中情人模样，比如蜂兰花，它的花朵长得与雌蜂那个像啊，简直不能区分出色香味。可怜的雄蜂，被人欺负书读得不多，哪里知道花儿们用的这一招，叫做拟态。以为怀中抱着的是个睡美人，可就是摇不醒她，只好洒泪而别，去找下一个试试了。你看这花儿，为了自己成周公之礼，竟然扮虚凰假凤，去骗别人情场踏空，真是够狡猾的了。

还有一种跳舞兰，干脆长成一只怒气冲冲的雄蜂模样，让真的雄蜂当成情敌，找上门来大打一场，简直可以与堂吉诃德大战风车一样有趣，结果雄蜂又被哄着粘了一身花粉，这跳舞兰还省了一餐花蜜，忒不厚道！

讲了这么多，花儿与虫虫的恩怨，最后，祝所有的花儿都能孕育出后代，祝所有的虫虫都能找到真爱。

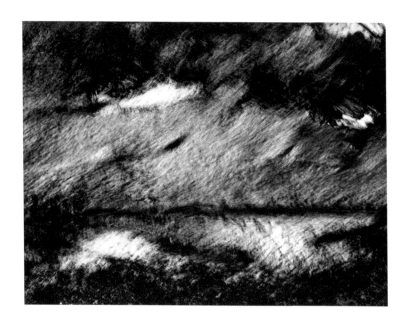

## 079

湖边午后 牙周膜和牙槽骨脱钙组织切片，×40，偏振光，2013

图片中黄褐部分为牙槽骨，蓝染部分为牙周膜纤维

暮云，在深蓝的天穹中移动时，将金色身影投到一泓湖水之上，也许云朵们是趁着最后的天光，在对镜自盼。晚风已开始迫不及待地亲吻起湖边芦苇，让身段纤细的她们，忍不住一个个扑簌簌颤抖起来。

　　一只，又一只蝙蝠在黄昏里出现，它们飞快掠过天空，交织出一根根黑线，这些小生灵，是司夜女神手上抛出的飞梭，正赶着织出夜色，这一匹笼罩天地万物的黑布。

　　为什么秋水长天、落霞孤鹜的一幕美景，会出现在某个生命个体咀嚼器官的深处？那是不是他在这个景色中野餐时，大快朵颐之际留下的一个特殊记忆？

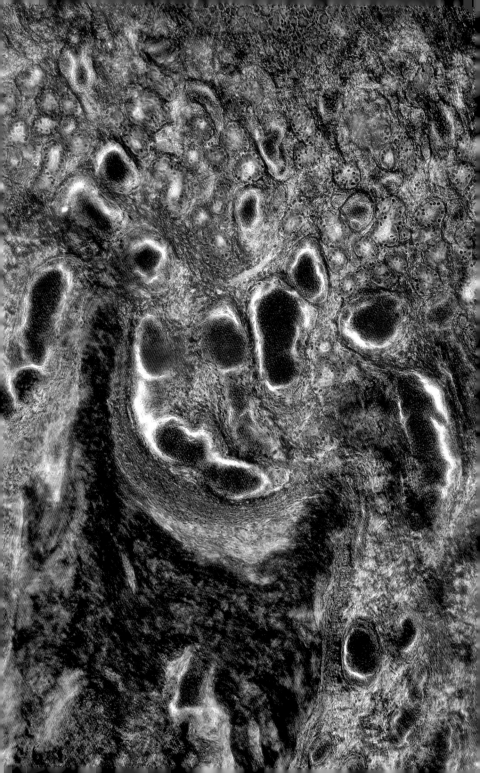

**画梦** 鼻甲及周围黏膜组织切片，×40，明视野＋偏振光，2013

下方隐隐若现的骨小梁被周围富含血管和腺体的黏膜
组织所环绕，上方接近黏膜表面上皮，这幅图片所呈现
的油画笔触般的立体感是火棉胶切片在偏振光下所产
生的特有变化

　　它是在暗夜里悄悄飞升的一个意象，隐喻了一群子体离开母体，飞
向幽深的夜空，就像灵魂渴望离开大地，沉重的肉身却还在迟疑着。仿
佛那每一个升起，都是大地身上的一块撕裂。丑陋的大地在疼痛中战
栗着，它肮脏，却也是生养了它们的家园。

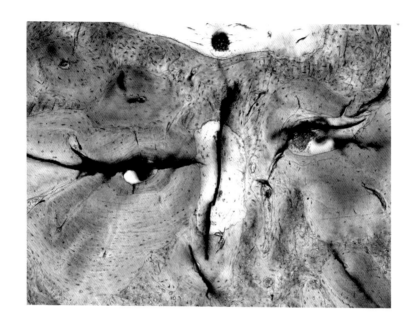

**石佛** 未脱钙骨组织磨片，×100，明视野，2013

密质骨磨片所产生裂痕，恰巧落在两只"眼睛"和"鼻子"上大自然中,可以发现很多眼睛的喻体,比如白桦树的皮孔纹,矿石包裹体,云朵。它们多给予了我们美好的联想。

这一双眼睛的喻体,却透出某种神秘恐怖感,它出现在类似一块木变石的截面上,很怪异地盯着你,额头上现出一个锈迹斑斑的钉痕。夜黑灯残影晃之际,会让你忆起古代那些关于神谶的故事。

传说,闯王李自成就要杀进北京城之际,崇祯皇帝跌跌撞撞来到阴森皇宫内的兵器库,发现里面有一个石匣子,打开一看,里面有几轴古画。其中最奇特的一幅上面有一座城池,十八个小孩在那里嬉戏着倒爬城墙,城墙上面有一棵李子树,还长有一双眼睛。崇祯令臣下破解此画,众卿此时却都面面相觑,无人敢言语。这分明是大明江山即将断送于李闯王之手的一个神箴。

圣经中说,巴比伦王正在宴乐狂欢,当王举起金杯的时候,他的手好像瘫痪了,因为在对面的墙上,靠近灯台,忽然显出一只没有血色的手,在王宫的墙上,写了几个发光如火的文字。人们虽然不认识,却因那神奇的字恐惧战兢,知道这是不祥之兆。王的酒杯随即落地,面色变为灰白,他的身体战栗,双膝彼此相碰。宴乐的狂欢顿时寂静下来了,恐惧笼罩了人们。

这是巴比伦即将被灭的一个异象。当夜,波斯大军攻取巴比伦,国王被杀,王国灭亡。

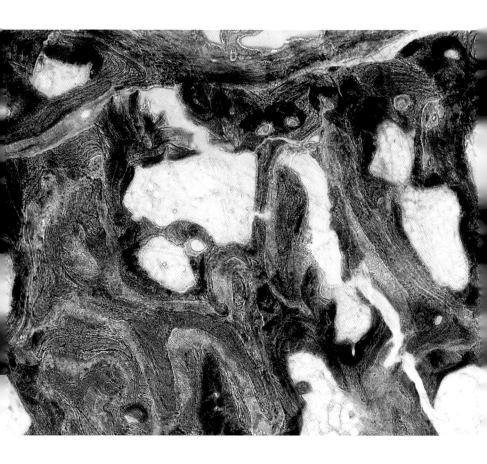

## 082

那块地  脱钙骨组织切片,×40,明视野,2013

> 呈板层结构的骨小梁,由于切片年久失色,有一种苍凉
> 的感觉

在我的想象中,这是发现于楚地古墓的漆器表面,剥脱残损的饰画。

古代楚人漆器多彩绘,纹式绚丽,装饰华美,色彩一般以黑为底,施以朱、黄、褐、金等颜色的纹饰。漆器的黑色与朱、黄色相配,隐含了中国人天玄地黄的宇宙观。纹饰多为龙凤、云鸟、鱼虫等形象,宛转流动,飞扬飘逸,极富抽象美。

我一位大学室友曾经告诉我,四十多年前在他的家乡,湖北省随县擂鼓墩,意外发现了一个战国大墓,就是后来轰动天下的曾侯乙墓。少年的他,挤在古墓发掘现场周围看热闹的人群中见到,那些漆器刚刚出土时,光泽鲜亮如新,但过不了一会儿,彩绘的漆就迅速氧化黯淡、卷曲和脱落了。

就是说,在漆器从黑暗中现身那一瞬间,我这位好友目睹到了两千四百年前的景象。

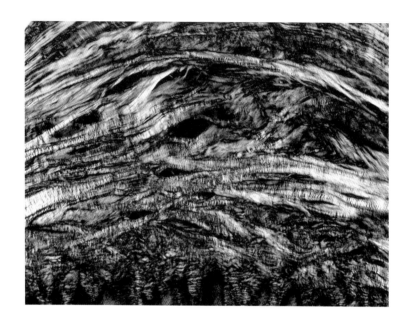

## 083

**大地眼睛** 牙龈黏膜组织切片,×100,偏振光,2013

图片下方依稀可见黏膜上皮的钉突结构,其上方为黏膜
下的纤维结缔组织,最上方为牙槽骨

古代画家喜欢用《秋山图》,来命名秋天的山色写意丹青,此名遂成为中国山水画的一个传统题目。古人传世的《秋山图》名作,有巨然,董其昌,朱耷等大家,近人张大千,齐白石,林风眠等亦有秋山图佳作。

这一幅秋山图的意境,却是既非师古人山水画之神韵,亦非师自然造化之实景。它是生命世界对自然世界的呼应,就像杰克·伦敦笔下的那只狼犬巴克,对来自荒野的呼唤,最终回应以一曲奔放共鸣的歌一样。其实,我们和所有的生灵一样,都是荒野之子。画面中那一抹抹奔放恣肆的金色,就是刻在我们身体内的、生命对群山的礼赞,

我们置身群山之中,而群山也融入我们体内。

约翰·缪尔,那位百年前的美国国家公园之父如是说。

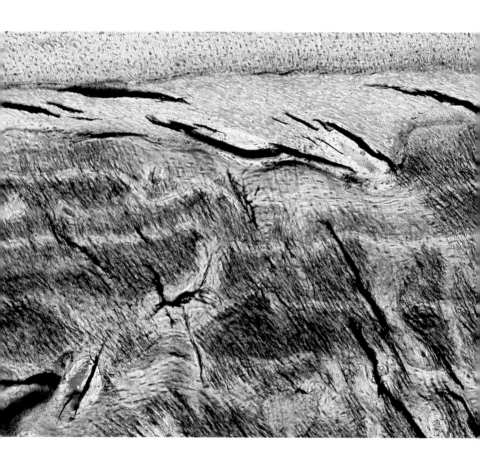

## 084

**流过**　未脱钙骨组织磨片,×100,明视野＋偏振光,2013

　　这是下方的牙槽骨、中间蓝色的牙周膜和上方牙根面牙
骨质的组合,健康的牙周膜组织像一条涓涓小溪,滋润
着两岸干枯的"土地"

蒹葭苍苍,白露为霜。所谓伊人,在水一方。

　　起风了,芦苇在秋风中瑟缩着弯下了腰。蓝色的河水在阵阵涟漪
中,依然赶着奔向大江与海洋的路。冬天不久将接踵而至,万物都掏出
自己那只家传的老怀表看了一眼,然后开始为入冬做准备。鸿雁南飞以
越冬,鸟兽藏食以备冬月之养。在秋天金色的丰硕中,每个野外的生命,
都变成了疯狂的吃货。

　　只有那个人,在不思茶饭的恍惚状态中,隔河徘徊,望着水面的云
影,幻想她含羞一笑的面容出现在水中。

溯洄从之,道阻且长。溯游从之,宛在水中央。

　　千年已逝,秋风如约,荻花如昨,河水如斯,云影如旧。所谓伊人,
永远如在。

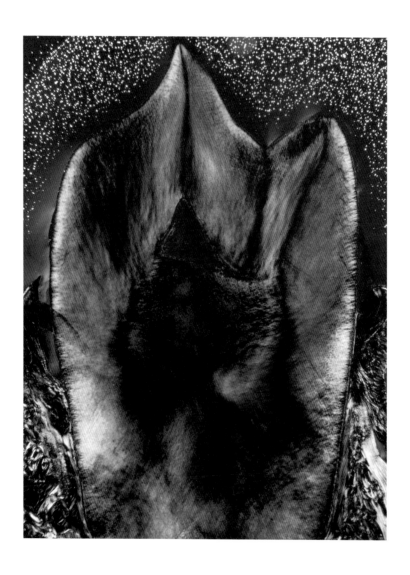

## 085

萌发　脱钙牙齿组织切片,×12.5,偏振光,2013

刚萌出的磨牙,在偏振光的映衬下呈现金黄色

星空下的神殿,或者传说中的黄金祭坛。

头顶的星空,祭坛的神祇,深渊的异端,还有我们内心的道德,哪一样值得我们带着敬畏的虔诚去顶礼膜拜?

看到这句话,我不禁笑了,之后,却陷入长久沉默。因为我突然想到,在这座祭坛上,曾经送走了多少思想离经叛道的异端?祭坛表面的金色荧光,是否就是他们被献祭的血流淌、渗入而成?

祭坛荒废,人群远去。他们是否又在新的地方,开始了对异端的猎杀?

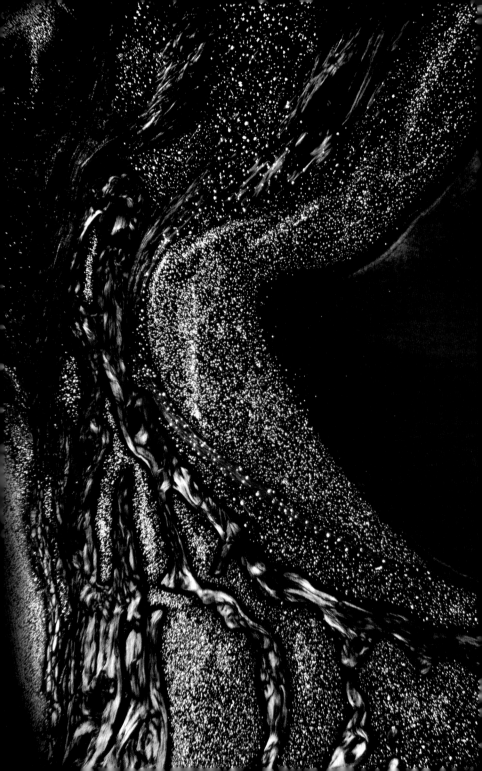

**俯瞰鸟岛** 脱钙骨组织切片, × 12.5, 偏振光, 2017

低倍镜下骨小梁与周围的封片胶, 在偏振光的作用下交相呼应, 一派航拍气象

一颗宝树, 钻石为肌, 珊瑚为骨, 正在黑夜中熠熠生辉。

世说新语载: 西晋时石崇与王恺斗富, 王恺是国戚, 得晋武帝援助, 赐他一株二尺来高的珊瑚树, 作为炫耀竞富的资本。殊不料石崇却举起铁如意, 当场发狠一击, 珊瑚宝树应声而碎。王恺心疼不已, 以为石崇妒己宝物。石崇微微一笑, 随即取出六七株珊瑚树, 高度皆有三四尺, 光耀如日, 绝过前株。王恺抚然自失, 羞惭而去。

这个遥远的故事, 照亮了人性在黑暗中跋涉的进化之路上, 曾经是如何的满脸污迹。那两个小丑般的富豪, 早已化为尘土, 他们的斗奢故事, 却还在今天的人类中间上演着, 你仍能听得到人群中的呼哨与掌声。

真正的宝树, 只存在于精神空间, 譬如, 佛家的七宝之树。那是信仰与智性之树, 它在旷古星空下静静向你发出永恒的闪耀。

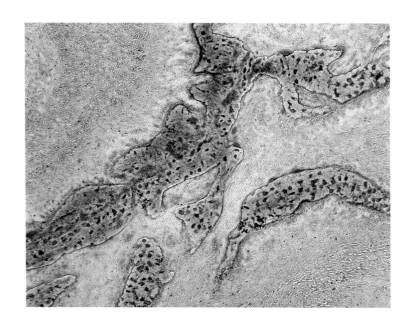

龙骨　脱钙骨组织切片，×200，明视野 + 偏振光，2011

松质骨中的骨小梁，切片因年久失色，形似化石

海明威小说《乞力马扎罗的雪》如下开头:

乞力马扎罗是一座海拔一万九千七百一十英尺的[1]长年积雪的高山,据说它是非洲最高的一座山。西高峰叫马塞人的"…"鄂阿奇 - 鄂阿伊"…",即上帝的庙殿。在西高峰的近旁,有一具已经风干冻僵的豹子的尸体。豹子到这样高寒的地方来寻找什么,没有人作过解释。

看到这幅作品,我立刻想到了那只死在乞力马扎罗山峰旁的豹子。你只能从这幅作品中看到,那风化侵蚀后残存的部分豹皮,它的特征:白质而黑章,背脊上的长长黑纹还依稀可辨,看上去比海明威想象中的那只豹子要残损得多,也难怪,在这个老硬汉用猎枪轰爆自己的头颅自杀以后,时光又悄悄走过半个多世纪了。

我以为,那只豹子,是所有精神孤旅者心灵的图腾。那天,我站立在东非大草原,远眺那云端之上,积雪闪耀的乞力马扎罗山峰时,心中默想如是。

---

[1] 注:1 英尺 ≈ 0.3m

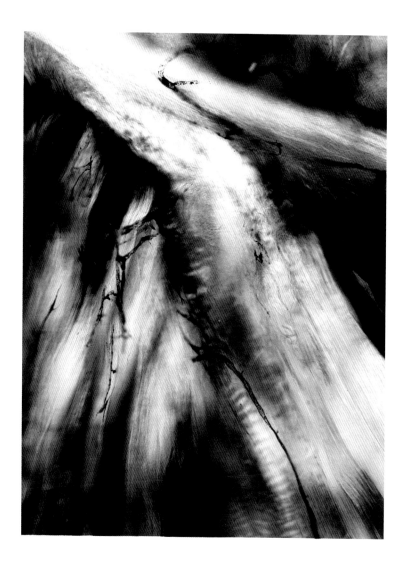

## 088

水墨 No.11　灌墨血管和肌肉组织切片，×100，明视野＋偏振光，2013

灌注血管和周围的肌肉组织，加上偏振光滤镜后，色彩
斑斓，墨色十足

超级台风，十七级的"山竹"刮过广州后，与所有人一样，躲在家中一整天的我，走出家门，看到街上有不少大树被吹倒在地，更多树枝被狂风撕裂，露出纵向的木质自然纹理，颇似这幅图景中所见。忽然就想起了一种海南的天然沉香，吊口，它就是天灾之后，上苍给人间降下的礼物。

凡因狂风摧折、飞石碰撞、雷击电闪、野兽啃咬等自然灾害加身，荒山野岭中的沉香树枝干折断后，断面垂向地面，汁液流而未落，凝结成脂，经年累月形成吊刺一样的形状，这就是天然吊口沉香。它香气透空，弥漫盈室，又形如蓬莱仙山，故古人称为蓬莱香。

香树历经创痛，却凝天地之精华，香成而树老，一如历劫后出尘求道之人，道成而遗蜕，羽化仙去。如此，沐香如浴德，沉香庶几可载道焉。

城市里的树被风暴折断后，就绝无机缘形成天然的吊口沉香了。我们却去到山野中寻找沉香，这是不是，一个礼失而求诸野的植物版故事？

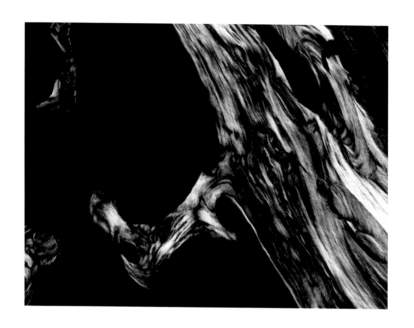

## 089

老枝　脱钙骨组织切片,×40,偏振光,2013

密质骨与松质骨交界的区域,左侧的骨小梁与右侧斜行
的致密板层骨相连

我把它看成是,胡杨木的意象。

千年生而不死,千年死而不倒,千年倒而不朽。人们赞美它生命力的顽强,我更惊异于它天生苦难的宿命,就像这乱刀刻出一般的粗糙纹理。胡杨,是生活在沙漠中的唯一乔木,吞吐盐碱、餐饮风沙,被看成是死亡之海的大漠上,绿色的生命之魂。我在新疆的额尔齐斯河畔,眺望对岸的胡杨林,在心中对它们默默致敬。

然而,这些逾千万年生生不息的奇迹,却在人类疯狂活动的摧残之下,面临大面积消亡的命运。二十世纪五十年代中期至七十年代中期,短短二十年间,塔里木盆地的胡杨林面积,就减少了近三分之一。

塔里木河下游,胡杨林更是锐减超过三分之二。由于曾经的滥伐,和毁林垦荒、放牧,加上密集修建水库,塔里木河下游水量急剧减少。曾长达数百里、生命力极强的大片胡杨林,终于在人类造成的极度干渴中倒下。胡杨及其林下植物的消亡,使塔里木河中下游成为新疆沙尘暴的策源地之一。

西谚云:如果斗兽场倒塌,罗马也就灭亡了;而罗马一旦灭亡,世界也就毁灭了。我愿国人珍惜胡杨林,如同意大利人珍爱古罗马斗兽场那样的人类瑰宝,祈望这些顽强的古老植物,永远屹立在祖国的大美新疆。

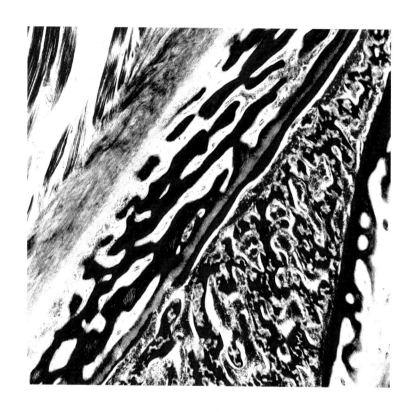

## 090

藏彩　脱钙骨组织切片,×40,明视野,2006

左上方的横纹肌组织附着在右下的骨组织上

波斯地毯的一瞥印象。

按装饰纹样推测，这一瞥在地毯中的位置，应该在某个边角部位。

最上等的波斯地毯，是由真丝编织而成，所有的颜色必须都是从天然植物或矿石中提取，不允许有人工染料。从不同角度来看，它们会呈现不同的绚丽色彩。比如，像此图三种主要颜色中的红色，会用茜草、胭脂虫、干石榴等染出来；蓝色来自制取靛蓝的植物叶子发酵后，提取而成的染料；金色和黄色，是用植物如石榴皮、藤叶、藏红花和洋甘菊等染出的色调。

波斯地毯还有一个魅力，其他普通地毯无法望其项背，那就是：没有两张波斯地毯是完全一样的。这使得它极具收藏价值和可投资性，一块真正手工的波斯地毯，被视为等同于现金的财产，可以与黄金、珠宝和玉石一样流通。目前，伊朗最上乘的大师级波斯地毯，价值动辄达数百万人民币，还必须等上一两年，才能得知究竟花落谁家。世界各地的许多宫殿、著名建筑、豪宅和艺术画廊博物馆，都把波斯地毯作为珍品收藏，我在不少国外博物馆中见过。

波斯地毯的名声，随了《一千零一夜》中，那张遨游天地的神奇飞毯传播开来。于是，几千年来穿古越今的波斯地毯，就有了神秘的魔法气息，与永恒魅力。

文化艺术直接变成财富，波斯地毯，应该是个当仁不让的花魁。

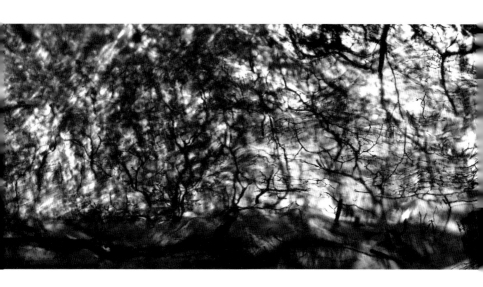

## 091

黄昏树影　灌墨血管及肌肉组织切片,×40,明视野＋偏振光,2015

灌注血管和周围的肌肉,偏振光透过肌肉之间的缝隙,照亮了墨色树影

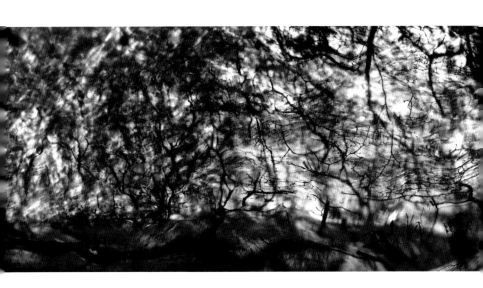

　　美国大画家波洛克,他那些随意在画布上泼洒颜料,绘出的滴色画,看起来就像是这幅摄影作品的模仿之作。而我更喜欢这镜头下的自然天成,流光幽微,刹那明灭。我将它想象成小时候,在黄昏的校园里捉迷藏时,被小伙伴忘记后一个人躲在花园发呆的情形。

　　坐在灌木丛的篱笆墙后面,看着西天残照变成深红,又一点一点黯淡下去了。一只蟋蟀在试声之后,虫虫合唱团开始了年度的露天秋季音乐会。

　　露草百虫思,秋林千叶声。

　　那是我只能在梦中回到的童年时光。

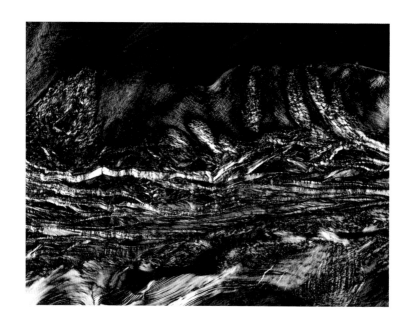

## 092

山村傍晚　牙龈及牙槽骨脱钙组织切片, ×40, 偏振光, 2013

　　上方为黏膜上皮, 其下方为固有层纤维结缔组织, 下方黄色的为牙槽骨组织

我将它想象成,一座脉金矿的地质剖面图。

脉金矿的金质在地下是如何形成的,有以下假说。

金质来源的岩浆 - 热液说。含金的花岗岩岩浆,随着温度、压力的下降,开始冷凝结晶形成花岗岩。当含矿热液从岩浆冷凝,在花岗岩形成的过程中分出,热液运移到外接触带一定距离范围时,金就从热液中析出,形成金矿床。

金质来源的另一种假说,是变质分泌成矿说。认为含金热液和金质的来源,不是从地下岩浆冷凝结晶成岩时,从岩浆中分离出来的,而是来自地壳上层的岩石,经过剧烈的变质作用和混合岩化作用而产生的,即来自矿床的围岩。

来一碗励志鸡汤:金矿上面的十字镐。

"斧头虽小,但多劈几次,就能将坚硬的树木伐倒。"阿拉斯加的金矿大王约翰逊,在接受记者访问时,说出这句莎士比亚的名言。

"请问你致富的秘诀是什么?"记者问。

"我想,是一种运气吧!"

"运气?"记者疑惑着。

约翰逊笑着说:"记得当时,我无意间在被废弃的探矿点,发现了一把生锈的十字镐插在泥土中。我只是用力把十字镐摇动几下,然后拔起,没想到十字镐下就有金子,由此发现了一个大金矿床。"

"假如,这个十字镐的主人,能够再稍微坚持一下,挥动一下这只十字镐,那么,如今的金矿大王,或许就是这个人了。"

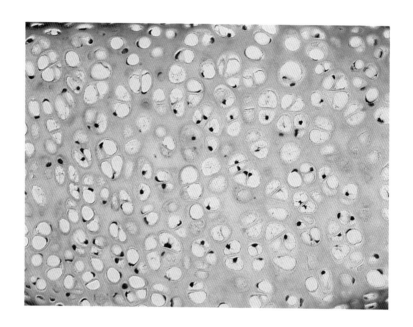

## 093

水中花　软骨组织切片，×100，明视野，2011

透明软骨组织，白色的软骨陷窝内有核染成红色的软骨
细胞

这幅作品的题目是：水中花。

你也可以想象它们是，漫空飞舞的白粉蝶，纷纷坠落的樱花瓣，或者加拿大湖泊中封冻的冰气泡，甚至是池塘春水中的青蛙卵。

反正是，各花入各眼。您说呢？

春天花发，王阳明携友到南镇外山间游玩。朋友遥指一处岩间花树，对他说：你常说天下无心外之物，如此花树在深山中自开自落，于我心亦何相关？

王阳明笑答：你未看此花时，此花与汝心同归于寂；你来看此花时，则此花颜色一时明白起来；便知此花不在你的心外。

好一个心外无物的王守仁。

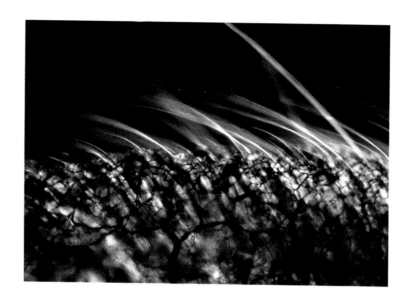

## 094

晚风 皮肤及毛发组织切片,×12.5,偏振光,2016

皮肤及皮下组织,其中的毛发在偏振光下熠熠生辉

暗夜的惊悚，来自一阵冷风，拂过正在野营帐篷中熟睡的你，裸露在空气中的皮肤，你的汗毛被吹得竖起来，触发了毛发根部的一些神经感受器，神经纤维将电信号传递给你的大脑，让睡梦中的你微微颤抖了一下，你的梦境，也就转换到了朔风呼号、大雪纷飞的北方原野。

　　在我们的皮肤上，分布着多种类型的神经感受器，每一个都通过神经纤维与中枢神经系统相连。它们彼此分工合作，为我们创造出了丰富的触觉感受。

　　一只蚂蚁爬上你的手臂，在汗毛间缓慢地移动。短毛发根部的一些感受器，是分布不均匀的，它们只集中于毛囊一侧，这就解释了，为什么逆着毛发的纹理摩擦皮肤会让你感觉不舒服。蚂蚁却并不知道，它沿着错误的方向，胡乱穿梭于你的汗毛丛林之间，汗毛下的感受器发现了异常，通过神经纤维将电信号传递给你的大脑，你在睡梦中下意识地把它从手臂上拂开了。

　　这时，你的另一半，察觉到了仍在睡眠中的你，那小小的骚动不安，把你偎抱在怀中，自上而下轻抚你的肩背。你肩背部细小的汗毛，发生令你感到舒适的顺向移动，对方手心的一股暖意，也随之而来，被另一种感知温度的神经纤维送往大脑，从而帮助睡眠中的你放松下来。

　　于是，你的梦境，又回到了那个兰烬落，屏上暗红蕉的江南梅熟日，在夜船吹笛声穿透的萧萧烟雨中，静听驿边桥上人的絮絮私语。

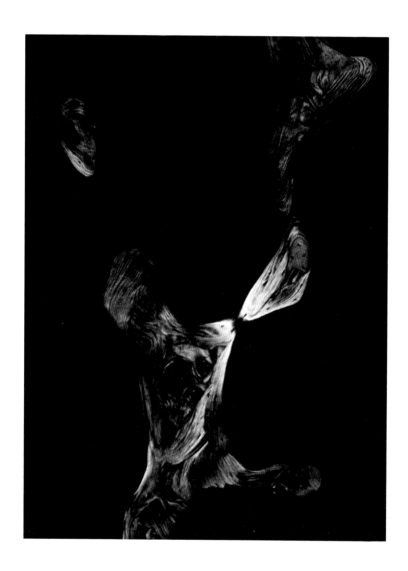

## 095

**积木**　脱钙骨组织切片,×100,偏振光,2013

松质骨中的骨小梁

古船木,年深日久现出的花纹。

那是树木在很久以前的森林里,无数个日子里沉淀下来的阳光,在静静的绽放。让你觉得老去的岁月,竟可以如此温润,就像已经不再耀眼刺目的夕照霞光。

这块旧船木,是古希腊英雄忒修斯之船上,被替换下来的哪一部分呢?它也许是挂过黑帆的桅杆,让忒修斯的老父见到黑帆后,绝望跳海身亡。

或者,它是可怜的阿里阿德涅公主,在海上凭栏眺望渐行渐远的家乡克里特岛,百感交集之际倚靠过的一块船板。那时,她预感到自己即将被抛弃的命运了吗?

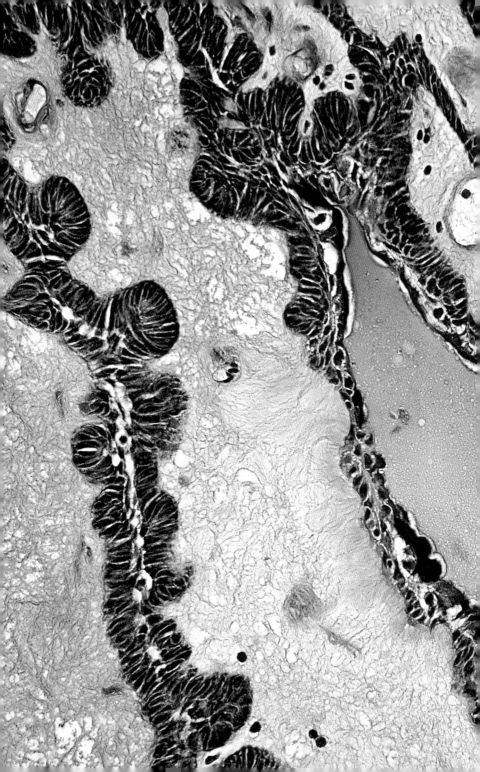

**紫藤** 牙源性上皮组织切片,×200,明视野,2011

致密蓝染的为上皮细胞,其间绿色区域为疏松的间质

它美得让人忘记了呼吸,也让人不知所云。

究竟这幅作品写意的是哪一种景色呢? 它是:花朵收拢,潜入水底。还是:一桶蓝靛,漂流春川? 这后两句,是正冈子规的名俳,你别说,这画面还真有点像是,几注浓浓的靛蓝染料,在一泓流水中缓缓化开的样子。

但它也很像几缕水底海藻,在随波荡漾着,一如藤木俱子的那首俳句:

春寒风萧萧,

无根水藻逐流漂,

港湾避波涛。

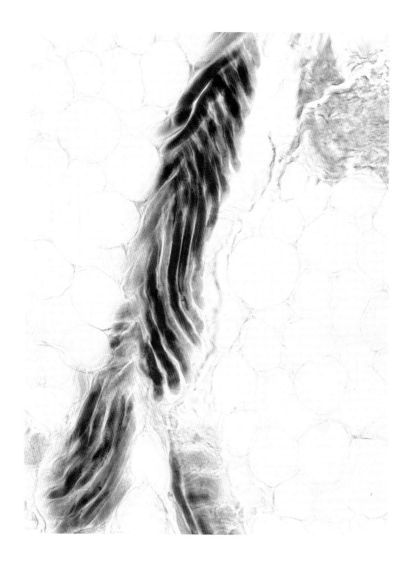

过客　横纹肌和脂肪组织切片,×200,明视野,2011

呈金黄色条形的结构为横纹肌肌束,周围圆形的空泡为脂肪细胞

铁军教授给这幅作品的命名是:过客。

愚以为,没有比这个命名更能告诉你此画的喻意了。我在看到它的第一眼,就感觉那很像一个封冻在万年冰川中的远古生命,也许是一只长着美丽羽尾的鸟吧。

天地者万物之逆旅,光阴者百代之过客。这个过客却比较特殊一点,当它告别生命,正要进入永恒的寂灭之际,冰川抓住了它,将它变成一件不朽的艺术品。

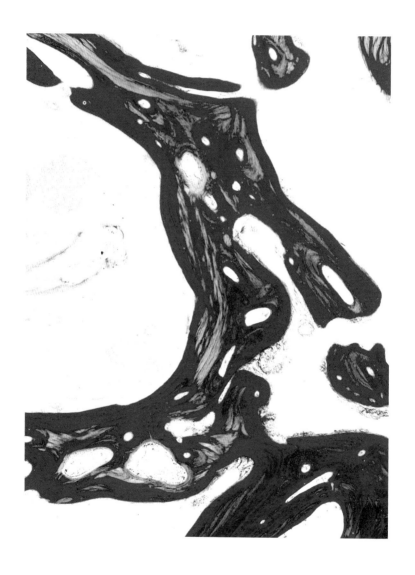

## 098

**红河**  脱钙骨组织切片, × 40,明视野,2011

松质骨中的骨小梁,其间隐隐可见骨髓腔中的血管和
神经

楚舞,古时楚地之舞。

这个舞蹈者的红色身影,让我想到了一个在宫斗中败北牺牲的女
人,她是《史记》中太史公提到的,戚夫人的故事。

汉高祖刘邦,晚年想更换太子,废掉吕后之子刘盈的太子之位,改立
他那位善跳楚舞的美人,戚夫人之子为太子。吕后得到张良指点,请出
四位世外高人,商山四皓,辅佐在太子刘盈左右。刘邦知道已经无力回
天了,于是召唤戚夫人过来,指着随太子远去的那四个老者给她看,说
道:"我想更换太子,他们四个人辅佐他,太子的羽翼已经形成,难以更动
了。看来吕后今后是你的真命主人了。"戚夫人哀哀哭泣起来,高祖说:
"你为我跳楚舞,我为你唱楚歌吧。"

戚夫人在宫乐声中,如折翼天鹅一般,哀哀起舞。刘邦,这位曾经
与西楚霸王项羽争赢了天下、在意气飞扬中高唱过大风歌的一世雄杰,
此刻却苍凉地唱出:"天鹅高飞,振翅千里。羽翼已成,翱翔四海。翱翔

四海,当可奈何!虽有短箭,何处施用!"高祖反复吟唱了几遍,戚夫人终于抽泣流泪,再难起舞。高祖起身离去,酒宴结束。刘邦最终没更换太子,他死后,吕后毒死了戚夫人之子,派人将她砍断手脚,剜掉眼珠,做成人彘。

《西京杂记》中记载,戚夫人善于"翘袖折腰"的楚舞。从出土文物上的饰画看,楚舞的舞蹈者皆长裙曳地,衣袂飘飘,腰肢柔软,曲线婀娜,极具动感美。舞蹈者的形象,重神轻形,夸张变异,有逸动飞扬,自由漂浮之感。如果你去湖北省博物馆,请不要错过歌舞表演《编钟乐舞》,舞蹈中"三道弯"的造型,极尽楚舞的体态之美。

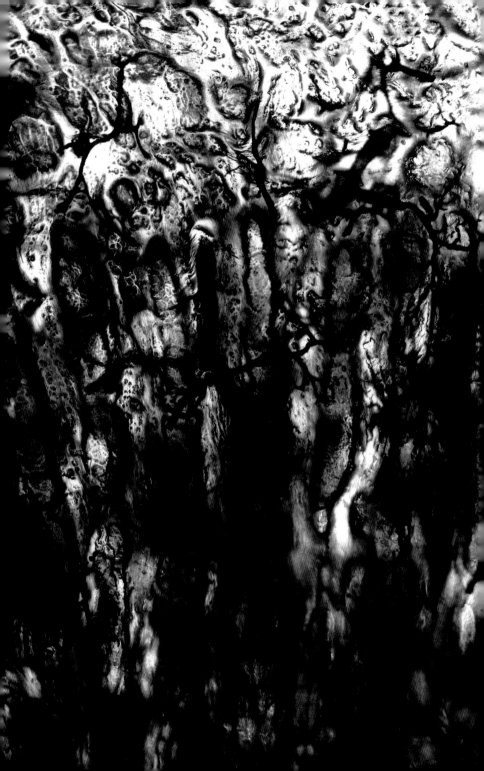

## 099

青铜器　灌墨血管组织切片和表面的封片胶，×40，明视野＋偏振光，2016

这是一张较厚的切片，表面黏附着封片胶，凸凹不平，偏振
光下酷似青铜雕塑

　　如果把古往今来，所有死去的人类骸骨都站立着堆积在一起，那景象一定会非常壮观和震撼人心。在我眼里，这幅作品展现出来的，就是这么一个意象。

　　和他们相比，我还太年轻，不够资格排进这个永恒的队列。他们用空洞的眼窝看着我，就像看着一只朝生暮死的蜉蝣在匆匆掠过，他们也确实有资格这样，因为这些曾经的生命，现在已经与山同寿了。

　　与看这幅图有着相似震撼感的，是我在美国费城一家医学博物馆看到一面头骨墙时。上百颗骷髅，密密麻麻从挨近天花板一直排到墙脚，每个骷髅旁边都有关于它的死因介绍，有上吊自杀的奥地利男孩，被刀捅死的意大利年轻警察，被警察射杀的意大利山匪，斩首的黎巴嫩窃贼，被折磨至死的俄罗斯盗墓贼，还有，一位因杀婴罪被处死的奥地利未婚女孩，她的名字叫薇罗妮卡。那天，我在那面骷髅墙跟前，几乎被它散发出的深浓魅影迷住了，长久徘徊，不能离开。

这幅画中的死亡意象,却比费城的那一面骷髅墙更加纯粹,没有姓名、族群、年代、死因。我只知道他们也曾在阳光与风雨里行走过,接吻和做爱,杀人与被杀。但有一样是共同的,在血肉消失之后,那些坚硬的矿物结晶盐勾勒出的一个个生命轮廓,还在长久地抵抗着自然力量的侵蚀。为什么高级的生命,不去学那些花儿、蝴蝶或者水母,绚烂之后,就事如春梦了无痕呢?死人骨头这种过于坚韧的抵抗,已经远远超过了生命原来的卑微本质,让我怀疑它是想要固执地告诉你点什么,究竟要说什么呢?庄子、莎士比亚以及很多人都猜过,但没有一个解答可以让所有人都满意。

那些已经进入永恒之中的人们,他们究竟想要告诉我们什么?

也许,这些空空的眼窝,就是永远没有答案的问号:我是谁,我从哪里来,我要到哪里去?

## 100

金星　牙龈组织切片与封片胶交界处，×12.5，偏振光，2013

> 这又是组织切片与周围介质交界区域的影像，封片胶中的杂质或气泡在偏振光的映衬下，星光满天，牙龈组织呈现动人的锈红色，令人浮想联翩

你可以想象，你正站在一颗红色铁行星上，眺望它地平线上的星空景色。

这颗可能主要由铁组成的太阳系外行星，是 KOI-1843.03 的星球。

富铁行星比其他类似质量的行星更小，密度更大。根据行星形成模型预测，富铁行星围绕着大质量恒星运行。

我的好奇心超越了这颗太阳系外的铁行星，飞得更远了。有没有发现一颗黄金星球？

黄金之所以稀有，是因为它只诞生于超新星爆发。在元素周期表中，排在铁之前的元素，都可以在类似于太阳的恒星星系形成过程中产生。而黄金排名在铁之后，恒星是合成不了的，需要在超新星爆炸时产生的巨大威力中瞬间合成出来。超新星爆发产生了黄金，以及元素周期表后几行中的重元素。

　　但还是有罕见的发现，在巨蟹座中，有一颗表面被黄金覆盖的黄金星球，它就是巨蟹座 K 星，这颗星球大小约为太阳的三倍，它的内部由锰构成，表面是黄金，含金量最少也在一千亿吨以上，预估至少是地球上黄金总量的数百万倍。

　　这颗星球是由英国、美国与欧洲经济共同体联合发射的一颗卫星探测到的，它可以观察星球的短波紫外辐射，许多重金属的光谱线是落在短波紫外辐射波段内的，所以它能探测出星球上面的主要金属含量。按道理说，这个星球靠自身的能力不可能有这么多的黄金，所以估计它上面的黄金，是由一个更大的星球发生爆炸后，被这颗星球吸收形成的。

　　但是，这颗巨蟹座 K 星距地球有两千五百光年，即便有光速太空飞船，往返也需要耗时五千年，真是遥不可及啊，爱金如命的人类，只能对它望洋兴叹了。

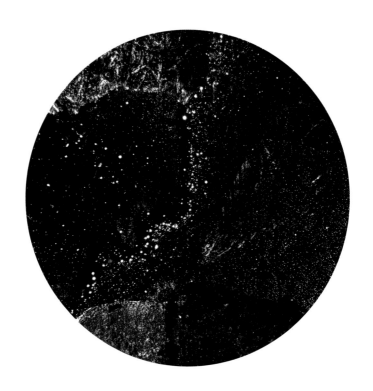

那么，有没有更昂贵的星球？

还真有，英国科学家就发现了一颗由钻石组成的小行星。

英国曼彻斯特大学的研究人员，在《科学》杂志上撰文宣布了这一成果。钻石星球的发现，源自该科研小组先发现了一颗脉冲星，之后，研究人员顺藤摸瓜发现，在这颗被命名为 PSR J1719-1438 的脉冲星旁边，还存在一颗绕其运动的小型伴星。两颗星体都位于银河系的巨蛇星座，距地球四千光年。

科学家们认为，他们发现的这颗伴星曾经是一颗体型巨大的恒星，而它的构成成分与钻石极其类似。

科学家推测，钻石存在于富含碳的恒星中，特别是白矮星。距离地球五十光年外，半人马座内有一颗直径达四千公里的白矮星，BPM 37093，就可能有一个钻石芯。它的重量换算成计算钻石的单位，就是 $10^{34}$ 克拉。而地球上最大的钻石，是我多年前在伦敦参观王室珠宝展看到的、被镶嵌在英王权杖上的"非洲之星"，仅重 530 克拉。

都太遥远了是不是？别着急，我们太阳系将来可能也会发一回大财的。

物理学家加来道雄教授告诉我们，太阳在燃烧尽自己的氢元素之后，将开始燃烧氦元素，将其聚变成碳元素。然后崩溃，消亡，只留下一颗致密的内核。太阳也由红巨星变成白矮星，这个白矮星不比地球大，但密度却是地球的一百倍。

有人满怀希望地相信，在白矮星的中央，会出现一颗巨大的纯碳晶体。一颗直径数千公里的大钻石将从此诞生。

不管这个梦想是否能成真，到那时，我们人类大概早已不存在了。

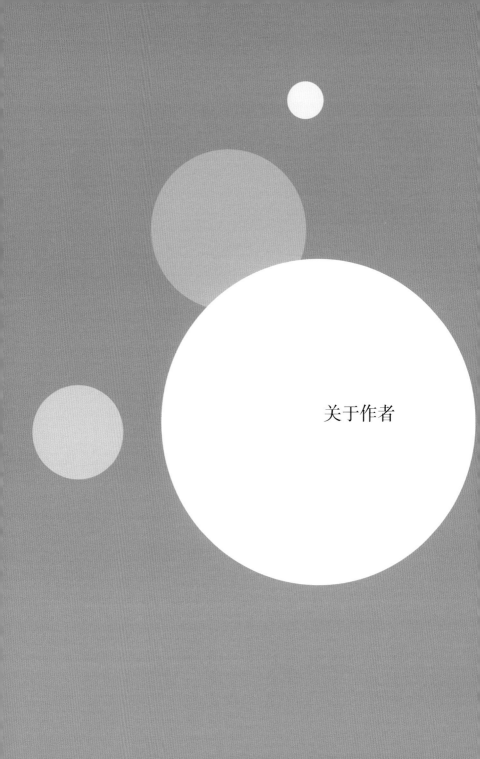

关于作者

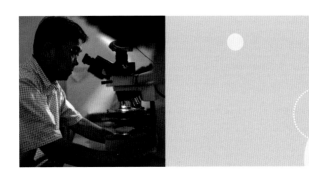

李铁军

1979—1984 年 武汉大学口腔医学院本科
1984—1987 年 武汉大学口腔医学院硕士
1992—1995 年 英国伯明翰大学牙学院博士
1995—1998 年 日本鹿儿岛大学齿学部博士后

现任北京大学口腔医学院副院长,口腔病理科主任,教授,博士生导师。兼任中华口腔医学会常务理事、中华口腔医学会口腔病理学专业委员会前任主任委员、中华口腔医学会口腔生物医学专业委员会候任主任委员等职。

主要研究方向为颌骨牙源性囊肿和肿瘤的生长特征与临床行为。2006 年获国家杰出青年科学基金资助,曾获国家 863 子课题、国家自然科学基金重点项目资助。

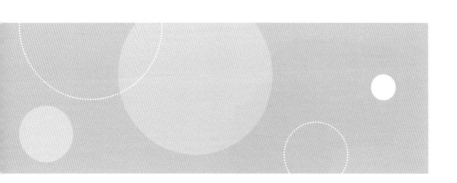

迄今在国内外发表学术论文 100 余篇，其中 SCI 收录 71 篇；2014—2018 年爱思唯尔 Scopus 数据库发布的中国高被引学者榜单上，连续 5 年被列在医学类前 100 位学者；主编专著 6 部。

2001 年获中国高校自然科学奖二等奖，2005 年获教育部提名国家科学技术奖自然科学奖二等奖，2006 年获北京市科技进步奖三等奖。

享受国务院颁发的政府特殊津贴待遇，2011 年获"卫生部有突出贡献中青年专家"称号，2012 年获中国科协"全国优秀科技工作者"称号。

业余爱好摄影，是中国摄影家协会会员。曾出版《生命之美——显微摄影写意集》，在国内外大学和艺术博物馆举办数次个人影展，显微摄影作品在多种摄影专业期刊和媒体上发表。

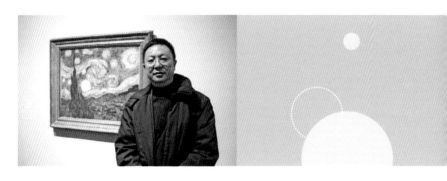

彭志翔

1981—1986 年 武汉大学口腔医学院本科

1995—2000 年 武汉大学口腔医学院博士

2001—2004 年 瑞典于默奥大学博士后

2004—2007 年 美国佛蒙特大学副研究员

2007—2008 年 美国阿拉巴马大学访问学者

现工作于广州中山大学附属口腔医院牙体牙髓科,教授,主任医师,研究生导师。广东省口腔医学会牙体牙髓病学专业委员会常务委员。

国家科技奖励专家库成员,教育部留学回国人员科研启动基金评审专家,教育部学位中心专家库成员;《中华口腔医学研究杂志(电子版)》《口腔生物医学》杂志编委,SCI 杂志 *Journal of Dental Education* 评阅

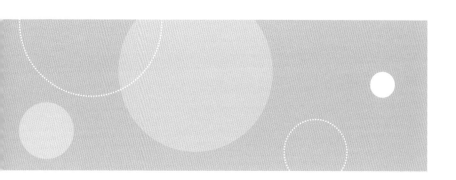

人。参编研究生规划教材《口腔生物化学与技术》，副主编专著《显微牙髓治疗学》；在国内外期刊发表署名论文40余篇。

长期从事牙体牙髓病学临床及教学工作，曾赴美国宾夕法尼亚大学牙学院研修显微根尖手术、显微根管治疗，在龋病、牙髓根尖周病疑难杂症的显微诊断与治疗，以及计算机辅助椅旁全瓷修复方面有较为丰富的临床经验。擅长口腔牙体牙髓显微治疗及根尖手术、无痛牙科及微创治疗。长期提倡自然牙保存、医学人文关怀的理念，为多所高校师生及医院做过医学人文讲座。

工作之余爱好旅行与写作，出版人文类作品《追赶我的回声》《画中那些不朽的灵魂》《历史的隐秘角落》，合著《家族往事》。